Dᴿ Joseph DUBY

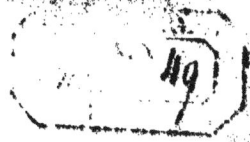

Régime lacté

et Régime achloruré

dans le mal de Bright

Imp. Jeannin, Trévoux
1910

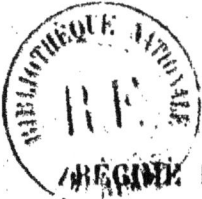

RÉGIME LACTÉ ET RÉGIME ACHLORURÉ

DANS LE MAL DE BRIGHT

Dr Joseph DUBY

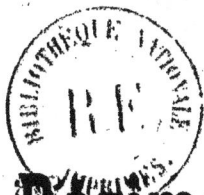

Régime lacté

et Régime achloruré

dans le mal de Bright

Imp. Jeannin, Trévoux.
1910

A MES PARENTS

*A leur vie toute de travail
et d'abnégation, je dois d'avoir
pu mener à bien de longues et
coûteuses études.*

A MA SŒUR

A Monsieur J. OZERAU

*Dont la grande bonté pour
ma famille et pour moi ne s'est
jamais démentie.*

M. le Docteur Mouisset a bien voulu me suggérer l'idée de ce travail, en revoir la rédaction et en approuver les conclusions. Les observations personnelles qui y figurent ont été recueillies dans son service et dans celui de M. le Docteur Leclerc. A tous deux, j'adresse ici l'expression de ma profonde gratitude pour la bienveillance qu'ils m'ont toujours témoignée.

M. le Professeur Weill me fait l'honneur d'accepter la présidence de ma thèse. Je l'en remercie vivement.

Toute ma reconnaissance est acquise aux Maîtres sous les ordres de qui je fus placé pendant mon Externat.

MM. les Professeurs agrégés Gangolphe, Villard, chirurgiens des Hôpitaux.

MM. le Professeur agrégé Devic et les Docteurs Bret, Mouisset, médecins des Hôpitaux.

MM. les Docteurs Nicolas, Professeur de Clinique des maladies cutanées et vénériennes, et Weill, Professeur de Clinique médicale infantile.

Je dois à leur enseignement ma formation médicale. Les heures passées en leur compagnie au lit des malades m'ont paru trop courtes, et c'est avec un vif regret que j'en vois arriver le terme.

Je conserverai de mes camarades d'études le meilleur souvenir. Qu'ils veuillent bien accepter mes vœux de brillant avenir.

INTRODUCTION

Dans le traitement du mal de Bright, l'utilité d'une diététique rationnelle s'impose avec d'autant plus d'autorité, que les autres moyens thérapeutiques apparaissent plus insuffisants. Le traitement curatif n'est ici qu'un leurre : comment se faire illusion au point de croire à la possibilité d'agir par un médicament sur des lésions déjà anciennes et organisées comme celles de la néphrite chronique ? Certes, le régime, lui non plus, n'a pas la prétention de les faire régresser ; son seul but est de permettre au malade de faire bon ménage avec ses reins en état de méiopragie, et de maintenir cette situation le plus longtemps possible en remédiant aux différents symptômes et accidents, ou mieux en les prévenant. En effet, rien de plus facile que de provoquer certains accidents par un régime inopportun. Comme le fait remarquer Gouget, « si l'adage *primum non nocere* doit être toujours présent à l'esprit du médecin, il est particulièrement à sa place dans la thérapeutique des néphrites. » De là la nécessité de bien connaître les règles fondamentales de la diététique applicable à ces affections, pour savoir imposer sans exagération, mais avec fermeté, un régime plus ou moins sévère.

Acceptant comme point de départ l'idée que le rein est devenu inférieur à sa tâche et qu'il ne remplit plus suffisamment son rôle d'organe dépurateur, le médecin est amené à écarter de la ration alimentaire tout ce qui peut devenir une cause d'intoxication, et en même temps à favoriser l'élimination des déchets organiques. De plus, à l'époque où le taux de l'albumine urinaire semblait donner la mesure de l'importance des lésions rénales, on s'était efforcé de le réduire par le régime, de même que par une alimentation convenable on fait baisser la glycosurie des diabétiques.

Dans cet ordre d'idées, le régime lacté s'était acquis un crédit à peu près universel. Ses bons effets, déjà connus d'Hippocrate, avaient été signalés de nouveau par lui Patin. Puis Pescholier et J.-A. Chrestien le préconisèrent empiriquement contre les hydropisies. C'est ce dernier auteur surtout qui consacra sa supériorité par un aphorisme devenu célèbre. Voici comment il s'exprimait dans un mémoire publié en 1832 sous ce titre : *De l'utilité du lait administré comme remède et comme aliment dans le traitement de l'hydropisie ascite.* « Plus de vingt fois j'ai vu la diète lactée pour alimentation presque exclusive et sans autre auxilliaire que la paracentèse dans un petit nombre de cas réussir complètement. C'est l'expérience qui m'a amené à l'emploi du lait. Mes illustres maîtres m'ont enseigné à être éclectique. Une pratique de cinquante ans m'a confirmé dans les principes que j'avais reçus d'eux, et je me suis conduit d'après l'observation. » Chrestien rapporte ensuite plusieurs observations à l'appui de ses dires. Dans l'une d'elles, il s'agissait d'une « ascite due à des causes irritantes » ; la diète lactée fut prescrite. « Le malade me fit savoir, vingt-cinq jours après qu'il eut commencé son traitement, qu'il en éprouvait un mieux marqué, mais qu'il était ennuyé de la boisson exclusive du lait, et il me demandait avec instance d'apporter quelque modification à son régime. Dans la visite qu'il m'avait faite, je m'étais aperçu que je ne devais pas lui ménager les expressions ; aussi ma réponse fut-elle courte et forte : le lait ou la mort. Le malade se décida pour la diète lactée, qu'il continua pendant quatre mois, et il lui dut le retour d'une bonne santé qui se soutint six ans. Il mourut d'une pneumonie. »

C'est de cette époque que date la vogue du régime lacté, qui en vint à dominer tout le traitement des néphrites. Semmola contribua à faire considérer le lait comme l'aliment nécessaire de l'albuminurique et répondant aux indications essentielles de son état. « C'est tout au plus, disent Achard et Paisseau, si le régime lacto-végétarien était toléré comme un pis-aller, lorsqu'il devenait d'une nécessité urgente de remonter les forces des malades, ou lorsque ceux-ci, condamnés aveuglément à la diète lactée intégrale, en arrivaient à l'intolérance absolue. » Les abus qu'on fit de la diète lactée s'expliquent aisément, si l'on songe que son emploi reposait sur une base purement empirique, et qu'on ne savait pas analyser son mode d'action.

Mais des observations accumulées, les enseignements se dégageaient peu à peu, et dans le chœur qui chantait les louanges de cette panacée, des voix discordantes se firent entendre. Salkowski et Hoffmann attirèrent l'attention sur le dépérissement que peut entraîner l'alimentation lactée prolongée. Senator, Lécorché, Talamon insistèrent sur les avantages du régime mixte chez les malades menant une vie encore active. Von Noorden fut plus libéral encore. Tout en estimant que le régime doit épargner à l'organe malade tout travail superflu, il pense qu'il est dangereux de pousser trop loin cette préoccupation conservatrice. Les soins dont on entoure un organe ne doivent pas conduire à négliger les intérêts alimentaires de l'organisme. En second lieu, il faut tenir compte des modalités du pouvoir éliminateur du rein malade, selon qu'il s'agit de substances étrangères à l'organisme, ou des déchets normaux résultant de la vie intime des tissus; d'après Von Noorden, ce pouvoir est notablement plus grand pour ces derniers. Si donc on doit administrer avec prudence et *parva manu* les médicaments au brightique, il y a lieu, par contre, d'atténuer la sévérité traditionnelle de son régime alimentaire. La suppression de la viande est une mesure inutile, car le rein brightique élimine à peu près indifféremment toutes les albumines, quelle qu'en soit la provenance.

Mais les régimes mitigés ne durent vraiment leur réhabilitation qu'aux travaux qui mirent en relief l'importance pathologique de la rétention des chlorures dans le mal de Bright.

Dès 1896, Winter, Théaulon avaient montré le rôle du NaCl dans l'équilibre humoral de l'organisme. Reichel (1898), Hallion et Carrion (1899), Chauffard (1900), firent voir l'importance de ce sel dans la formation de l'œdème, soit en pathologie expérimentale, soit en pathologie humaine. Mais il était réservé à Achard (1901-1903) de formuler nettement la loi pathogénique reliant l'œdème à la rétention des chlorures. Il partit de cette constatation que, malgré la variation des apports, le sang garde, à l'état normal, une composition fixe : si l'on injecte dans les veines des substances étrangères, comme le ferrocyanure, les chlorures, etc., le sang s'en débarrasse bien vite au moyen d'un mécanisme régulateur assuré par toutes les glandes de l'organisme, mais surtout par les reins. Si, préalablement, le pédicule rénal a été lié, ces substances, ne pouvant être éliminées, sont rejetées dans l'intimité des tissus, où elles ne peuvent séjourner que diluées à un certain degré : ainsi se produit l'œdème. Eh bien, cette expérience est reproduite naturellement dans la néphrite par de véritables ligatures vivantes ; et Achard concluait que l'œdème dans cette affection était expliqué par la rétention du NaCl et des autres substances dans les tissus, où elles attirent l'eau nécessaire à leur dilution.

De cette théorie sont nés les travaux de Widal, à qui revient le mérite d'en avoir déduit les conséquences pratiques. Il prouve d'abord, avec Lemierre (1903), que la seule ingestion de NaCl peut faire apparaitre des œdèmes chez certains brightiques. Presque en même temps, Strauss montre que chez ces malades les œdèmes disparaissent souvent lorsqu'on produit la polyurie et principalement la polychlorurie ; il en conclut qu'à de tels sujets, on doit prescrire le lait, qui contient peu de chlorures, et conseiller les diurétiques. Widal et Javal apportèrent des faits beaucoup plus précis en étudiant les effets obtenus par la cure de déchloruration (juin 1903).

Nous avons vu qu'Achard, dans la pathogénie de l'œdème brightique, faisait une part, non seulement au NaCl. mais aussi aux diverses substances dissoutes dans le sang. Widal montra que cette hypothèse était trop éclectique et que les chlorures seuls ont une action hydropigène. Cette observation est capitale, car elle entraîne des conséquences fort heureuses au point de vue thérapeutique. Si, en effet, les diverses substances en excès dans le sang jouaient toutes un rôle dans l'hydratation des tissus, on en serait encore à chercher le régime diététique à opposer aux œdèmes (Achard croyait le problème insoluble). Au contraire, du fait que le NaCl est seul en cause dans l'anasarque brightique découle une thérapeutique très simple : la restriction des chlorures alimentaires ou cure de déchloruration.

Pour établir ces deux propositions : action du sel retenu sur l'apparition de l'œdème — et inversement action déshydratante de la cure de déchloruration, Widal et Javal apportèrent un cas type, qui a la valeur d'une expérience. Le malade (néphrite chronique à prédominance parenchymateuse) était soumis tantôt au régime lacté, tantôt à un régime composé d'aliments simples, mais variés. Pour éviter toute cause d'erreur, on avait soin de composer toujours ces régimes de telle sorte qu'ils fussent à peu près de même richesse en albuminoïdes et à la fois isothermiques et isohydriques. La marche de l'hydratation et de la chloruration de l'organisme était donnée par la courbe du poids du sujet, — par le volume des urines, — et par le bilan des échanges chlorurés.

Pendant 72 jours, Widal et Javal firent neuf fois varier brutalement la chloruration du régime, soumettant le sujet pendant quatre périodes à une alimentation chlorurée, et pendant cinq périodes à une alimentation déchlorurée. Ils provoquèrent ainsi alternativement quatre fois la rétention des chlorures et cinq fois la déchloruration. L'hydratation et la déshydratation des tissus ont toujours varié parallèlement à la chloruration et à la déchloruration. Deux fois, cette hydratation fut poussée jusqu'à l'œdème. Voilà un malade qui ne pouvait plus supporter une alimentation solide, sans voir immédiatement les œdèmes apparaître et l'albuminurie s'élever. Il lui suffisait de quelques jours de régime lacté pour faire effondrer les œdèmes et diminuer l'albuminurie.

« Or, chez cet homme, disent Widal et Javal, nous avons pu, avec le régime lacté, faire éclater des crises d'œdème et d'albuminurie : avec un régime composé de 400 gr. de viande et 500 gr. de pain (ou 1.000 gr. de pommes de terre), nous avons pu, à volonté, faire disparaître l'œdème et diminuer l'albuminurie. Qu'a-t-il fallu pour produire des effets si contraires ? Simplement intervertir la chloruration ordinaire des régimes. 10 gr. de NaCl, pris quotidiennement avec le lait, ont suffi pour en faire le plus malfaisant des aliments. La suppression des chlorures dans le régime carné l'a rendu si favorable, que le temps où le malade l'a suivi a été celui où la courbe d'albuminurie est descendue le plus bas. »

Cette publication eut un grand retentissement. Une notion nouvelle était désormais établie : celle du rôle primordial joué par le NaCl dans les hydropisies brightiques ; et, comme corollaire, la possibilité d'agir spécialement sur ce corps par la restriction des chlorures alimentaires. Les effets bienfaisants du régime lacté recevaient, du même coup, au moins en partie, une explication satisfaisante : le lait est un aliment pauvre en sel, il en contient en moyenne 1 gr. 50 par litre. On faisait donc avec le lait de la déchloruration sans le savoir.

Mais les recherches qui justifiaient ainsi scientifiquement l'emploi empirique de la diète lactée chez les brightiques œdémateux devaient précisément aboutir à en restreindre les indications. Grâce à la suppression du NaCl, le malade échappait au fameux dilemme : « le lait ou la mort », il pouvait supporter un régime comportant du pain, des légumes, de la viande, c'est-à-dire presque toutes les ressources

alimentaires à la disposition de l'homme bien portant.

Mais une innovation aussi révolutionnaire ne pouvait faire son chemin sans soulever bien des criti-
ques. Si certains auteurs se ralliaient avec enthou-
siasme à la pratique de Widal, d'autres la regar-
daient comme inutile ou dangereuse. La question ne
tarda pas à se compliquer encore, par suite de l'extension que Widal et ses élèves donnèrent au rôle de
la rétention chlorurée dans le mal de Bright, et
par conséquent aux indications de ta cure de déchloruration. Tout le terrain gagné par la cause du
régime achloruré l'était sur celle du régime lacté.
Mais toutes deux trouvèrent des champions : les uns
proclamant que la suppression du sel satisfait à la
plupart des exigences de la diététique des néphrites,
les autres affirmant l'importance de l'intoxication
alimentaire, contre laquelle le lait peut seul lutter
efficacement.

Le régime lacté intégral doit-il donc être relégué
parmi les méthodes périmées et céder la place au
régime achloruré ? — Ou bien chacun d'eux a-t-il ses
indications ? Tel est le problème à la solution duquel
nous essaierons de contribuer. Pour cela, nous expo-
serons d'abord les opinions diverses qui ont été
émises sur ce sujet : puis nous apporterons un certain
nombre d'observations de brightiques suivis spécialement au point de vue des résultats comparatifs des
régimes lacté et achloruré. Nous serons alors en
mesure d'apprécier les avantages et les inconvé-

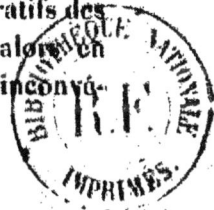

nients de l'un et de l'autre, et de préciser leurs indications respectives.

Il importe de bien délimiter notre étude. Nous éliminons la néphrite aigüe, pour laquelle on s'accorde à préconiser la diète lactée, légèrement mitigée par quelques-uns au moyen d'une petite quantité d'hydrocarbones. Il ne s'agit ici que du mal de Bright. Par ce terme, nous entendons l'ensemble des néphrites chroniques, « parenchymateuses », « interstitielles » ou « mixtes ». Chauffard et Castaigne le rejettent à cause de son imprécision ; nous l'adoptons cependant, en raison même de sa valeur compréhensive. Du reste, la nomenclature des néphrites n'est rien moins qu'établie définitivement : les caractères anatomo-pathologiques, cliniques, évolutifs, ont été successivement mis à contribution sans qu'aucun des vocables proposés soit resté vierge de critique.

CHAPITRE I

La Question dans la littérature médicale

Nous indiquerons tout d'abord les développements que reçut peu à peu la doctrine primitive de Widal. Il ne s'agissait au début, que de l'œdème et de l'albuminurie ; mais bientôt beaucoup d'autres symptômes et accidents du mal de Bright, furent attribués à la rétention chlorurée et rendus comme tels justiciables du régime achloruré.

La notion du préœdème contribua puissamment à cette extension. On entend par là l'infiltration profonde, sensible seulement à la balance, qui précède l'apparition du godet d'œdème. Les œdèmes apparents représentent la localisation la moins dangereuse de l'hydratation ; ils ne constituent qu'une difformité gênante. Bien plus redoutables sont les œdèmes profonds, car ils peuvent donner lieu à l'éclosion de symptômes viscéraux variés, pendant longtemps englobés dans le cadre général de l'urémie, et qui dépendent en réalité de ce que Widal appelle la *chlorurémie*, « mot qui désigne l'état de rétention chlorurée, sans préjuger d'une rétention dans le sang. »

La chlorurémie viscérale peut s'accuser par des troubles divers relevant du poumon, de l'estomac, de l'intestin, des centres nerveux, et même des reins.

La *dyspnée* est souvent fonction de chlorurémie. L'œdème pulmonaire est flagrant dans certains cas de par la simple auscultation; mais il est en cause aussi dans d'autres cas de dyspnée, dite *urémique*. Tel était le cas d'un malade de Widal, sans œdème apparent, mais souffrant d'une forte dyspnée que ne suffisait pas à expliquer la constatation de quelques râles aux bases. Le régime carné achloruré, en faisant tomber le poids de 6 kg., fit disparaître l'oppression.

Toute une série de *symptômes nerveux*, au cours du mal de Bright, reconnaissent pour cause l'imprégnation chlorurée des centres nerveux : tels la respiration de Cheyne-Stokes et les crises éclamptiques. « Chez un de nos malades, disent Widal et Javal, la respiration de Cheyne-Stokes disparut avec la déchloruration ; et chez un autre, suivi avec Lemierre, les attaques éclamptiques, provoquées par deux fois sous l'influence d'un régime trop salé, cédèrent rapidement à la diète chlorurée. »

Les *troubles digestifs* font souvent partie du syndrome chlorurémique. Les vomissements et la diarrhée représentent une déchloruration de fortune, petit moyen de défense employé par l'organisme pour essayer de se débarrasser du sel retenu dans les tissus. La quantité de chlore évacuée dans le vomissement total de certains urémiques, peut dépasser la quantité urinée et la quantité absorbée.

Voilà donc un groupe de symptômes qui sont bien d'ordre chlorurémique, comme le prouve l'action rapide et puissante de la cure de déchloruration. Une pareille constatation est fort importante, puisqu'elle conduit à un démembrement de l'ancienne « urémie », terme trop exclusif, désignant l'ensemble des accidents consécutifs à l'insuffisance rénale. L'urée et le NaCl peuvent bien être retenus simultanément par le rein lésé : les effets dûs à leur accumulation se confondent alors dans le tableau classique de l'urémie. Mais chez certains brightiques, on peut n'observer que la rétention de l'une ou l'autre substance. Chez tel malade, dont le rein est imperméable uniquement pour les chlorures, on verra se dérouler les accidents de la chlorurémie. Chez tel autre, l'insuffisance ne porte que sur l'élimination des déchets provenant de la désintégration des albuminoïdes : on aura alors affaire à l'*azotémie*, dont l'urée fait en grande partie les frais. Dans de pareils cas d'insuffisance dissociée, on peut étudier à loisir les syndromes occasionnés par l'une et l'autre rétention.

Nous venons de voir une partie de l'urémie absorbée par la rétention chlorurée. Le reste revient à la rétention azotée. Celle-ci, pour Widal et Javal, ne joue aucun rôle dans la genèse de l'œdème. Les signes qui la caractérisent avant tout sont la *céphalée*, l'*inappétence* et la *torpeur*. L'inappétence s'aggrave progressivement jusqu'à devenir invincible. La torpeur est une véritable narcose qui varie de la somnolence jusqu'au coma complet.

Les deux rétentions peuvent d'ailleurs présenter quelques symptômes communs : par exemple le Cheyne-Stokes, les crises épileptiformes et les vomissements. La chlorurémie et l'azotémie les réalisent sans doute par des processus différents.

Ce n'est pas seulement une part de l'urémie qui entre dans le domaine de la rétention chlorurée. Les symptômes mêmes du mal de Bright vont avoir le même sort.

C'est ainsi que l'*albuminurie* est souvent influencée par la chloruration du régime. Elle est alors « une manifestation de chlorurémie ayant retenti sur le rein lui même », qui, de la sorte, se trouve « pris à son propre piège », par suite de la localisation de l'œdème à son niveau.

Mais l'œdème n'est pas l'intermédiaire obligé entre la rétention chlorurée et ses manifestations cliniques, dans la forme « interstitielle » du mal de Bright en particulier. Chez ces malades, la rétention de sel peut être considérable ; mais l'hydratation qui l'accompagne est très variable, parfois aussi importante que dans la néphrite « épithéliale », et dans d'autres cas si minime qu'elle n'est pas appréciable par la balance. Ce sont ces cas qu'Ambard et Beaujard qualifient de « rétention chlorurée sèche ».

Pour ces auteurs, c'est ce type de rétention qui est responsable de tous les symptômes subjectifs et objectifs de la néphrite interstitielle. « On peut dire schématiquement que la chloruration de l'organisme aggrave tous ces symptômes, et que la déchloruration les amende... Dans nos observations, la dyspnée s'accompagne de rétention chlorurée ; au contraire, son amélioration coïncide avec une décharge chlorurée... Les chlorures nous paraissent donc être l'élément essentiel de la dyspnée des brightiques... L'apparition et la disparition de la céphalalgie suivent les mêmes lois que celles de la dyspnée... Nous pensons qu'il ne faut présenter la polyurie comme signe de néphrite interstitielle qu'avec prudence et discrétion. Ces malades sont mis le plus souvent au régime lacté intégral... Leur polyurie se retrouvera chez tout individu sain suivant le même régime. Elle ne saurait être qualifiée de pathologique... Il nous a semblé que la déchloruration diminuait le taux de l'albuminurie ou même pouvait la faire disparaître lorqu'elle était très lég r:
La rétention chlorurée élève la tension, la déchloruration l'abaisse... En dehors du sel, il nous semble que rien dans l'alimentation commune soit capable de modifier la tension artérielle de l'homme ». (Ambard). Enfin, alors que Widal rattache l'inappétence à l'azotémie, Ambard l'attribue à une « administration excessive de sel au malade ».

Bergouignan et Fiessinger développent ce dernier

point. Pour eux, l'anorexie et la cachexie « cardio-artérielle » relèvent nettement, au moins pendant toute une période de la néphrite interstitielle, de l'hyperchloruration de l'organisme. Ils rapportent deux observations de brightiques interstitiels, soumis au régime achloruré, chez lesquels on constata, dès le début, une augmentation de poids très régulière et très nette. Ils expliquent ainsi ce résultat d'apparence paradoxale : « Les malades en état de rétention chlorurée, dès qu'ils ne mangent plus de sel, recouvrent du même coup l'appétit. S'ils continuent à prendre du sel, ils réalisent peu à peu ce qu'on appelle communément la cachexie artérielle ; chez notre second malade, la maigreur était masquée au début par une surcharge d'œdèmes ».

Rénon rappelle que, dès 1905, il avait avec Verliac posé la question des rapports de cette cachexie avec la rétention chlorurée. Il confirme l'opinion de Bergouignan et Fiessinger. Ils ont montré, dit-il, « que la rétention chlorurée excessive peut être capable de provoquer, à elle seule, l'amaigrissement et la cachexie cardio-rénale ».

J. Courmont fut un des premiers à se rallier aux idées de Widal. Il cite deux cas où la chlorurie alimentaire, avec 10 grammes de NaCl, augmenta l'anasarque et entraîna une crise convulsive. Il conclut que, dans l'insuffisance rénale, le sel offre des dangers, tels que l'œdème et l'urémie.

Pour Magnus-Lévy, la rétention chlorurée chez les brightiques interstitiels peut être sèche et s'accompagner d'une augmentation de la pression sanguine et d'une dyspnée tributaire de l'hyperchloruration.

Pierra, Cramer ont vu la déchloruration avoir une action heureuse sur l'albuminurie gravidique, sur la diurèse, l'œdème et les « symptômes d'intoxication ».

Alfaro croit que la rétention chlorurée explique parfaitement la production de l'œdème dans les néphrites aiguës et chroniques, de même que la plupart des troubles urémiques.

Gluzinski relate un certain nombre de faits tendant à prouver que, au cours de la néphrite interstitielle, peuvent survenir des périodes de rétention chlorurée qui s'accompagne d'un état général particulièrement grave avec vomissements et soif ardente. Ce tableau clinique, que l'auteur désigne sous le nom d' « urémie achlorurée », pour distinguer celle-ci de l'urémie banale, peut se terminer, au bout de quelques jours, d'une manière favorable, ou aboutir à la mort, au milieu de phénomènes ataxo-adynamiques, avec perte de connaissance, mais sans convulsions.

Nous avons donc vu la rétention chlorurée être rendue responsable de tous les symptômes de la néphrite interstitielle, d'une grande partie de l'urémie et de la cachexie cardio-rénale. Il restait à accuser le sel d'être capable à lui seul de provoquer les lésions rénales elles-mêmes. Ce pas a été franchi par Silvestri. Des observations de cet auteur, il semble résulter que l'abus du NaCl suffit parfaitement à créer une néphrite, et cela en l'absence de toute prédisposition. Ces faits concernent de jeunes sujets, sans antécédents rénaux, qui ingéraient par gourmandise des quantités notables de sel ; ils finirent par présenter le tableau classique de la néphrite parenchymateuse. En quelques années, Silvestri aurait recueilli une dizaine de cas de ce genre. Il rapporte enfin le cas de deux artério-scléreux qui, à la suite d'une cure hydrominérale chlorurée sodique furent pris d'accidents urémiques rapidement mortels.

De l'ensemble de ces travaux affirmant le rôle primordial du NaCl dans les différents accidents du mal de Bright se dégagent des conclusions pratiques très importantes. Si, en effet, le sel est responsable de tant de méfaits, il suffira de le supprimer de l'alimentation des malades pour satisfaire à la plupart des indications. Ce qui importe, ce n'est pas l'aliment, c'est la teneur de l'aliment en NaCl. « Par la suppression du sel, dit Gadaud, on peut voir chez les hydropiques rénaux l'amélioration des symptômes avec un régime composé d'aliments les plus variés et réputés parmi les plus nocifs. C'est ainsi qu'on peut donner de la viande, qui est l'élément réputé dangereux pendant la poussée aiguë des brightiques... La cure de déchloruration sera donc, dans la poussée aiguë de néphrite et d'œdème, la base de la thérapeutique active. » — « Ce n'est pas l'albumine qui est nuisible dans le régime carné, c'est le sel qu'on y ajoute. » (Widal et Javal). — « Nous nous associons pleinement à la réhabilitation de la viande dans l'alimentation des interstitiels. Widal a démontré que la viande sans sel n'était plus de la viande, mais la plus innocente des nourritures.

Mais, dans l'espèce, il ne s'agissait que de la viande dans les maladies à albuminurie; que fallait-il en penser dans la néphrite interstitielle, où la chose redoutée au premier chef n'est plus l'albuminurie, mais la toxémie; la viande n'est-elle pas considérée comme la source de toutes les toxines? Nos observations montrent que la viande n'engendre pas plus la toxémie que l'albuminurie, quand on l'administre sans sel... Jamais nous n'avons vu la viande aggraver la dyspnée des brightiques. » (Ambard). — « A un régime hypochloruré comme le régime lacté, nous pourrons maintenant substituer avec avantage un régime carné aussi peu chloruré que possible. » (Prieur).

Il faut donc, en présence d'un brightique chlorurémique, instituer un régime achloruré composé d'aliments variés, y compris la viande. Le régime lacté intégral est à rejeter, car le lait, en dehors de ses autres inconvénients, « peut être encore trop chloruré pour certains brightiques, » (Widal).

S'agit-il d'un azotémique? Ce qui importe alors, c'est d'éviter l'ingestion d'albuminoïdes en excès. Aux malades en état de grande urémie, il faut imposer la diète hydrique. Pour ceux qui sont seulement en instance de rétention azotée, le régime théorique devrait être composé seulement de graisses et d'hydrocarbones, car ce sont les albumines qui fournissent dans l'organisme l'urée et ses dérivés, acide urique, corps uroxanthiques, etc., représentant la plupart des éléments toxiques des urines normales et pathologiques. Mais les albuminoïdes étant indispensables à la conservation des tissus, on se bornera à en limiter la quantité, laquelle importe beaucoup plus que leur provenance. « Aussi le lait ne doit-il pas être considéré comme l'aliment inoffensif qu'on a l'habitude de prescrire sans mesure aux brightiques... Donner ainsi le lait sans compter à tous les brightique-, c'est les exposer à prendre un régime trop hydraté pour certains d'entre eux, et, en tout cas, toujours hyperalbumineux, par conséquent nuisible à ceux qui sont en état de rétention azotée... Le régime lacto-végétarien fournit une alimentation déjà beaucoup mieux appropriée... Enfin le régime carné ne doit pas être systématiquement opposé au régime lacté. La viande n'est pas, pour le brightique, un aliment nocif, pourvu que la ration en soit à peu près proportionnée à la quantité d'azote dont les reins peuvent assurer le passage... Depuis longtemps déjà, nous prescrivons en général aux brightiques de 100 à 200 grammes de viande par jour, ce qui donne un chiffre relativement restreint d'azote, puisque 180 grammes de viande ne contiennent pas plus d'albumine qu'un litre de lait. » (Widal et Javal).

En résumé, nous voyons que dans les deux syndromes qui se partagent le mal de Bright, la diète lactée intégrale est complètement rejetée en raison de sa trop forte teneur en chlorures, en eau et en albuminoïdes. On prescrira un régime achloruré, composé *ad libitum* en cas de chlorurémie, avec restriction des albuminoïdes en cas d'azotémie.

Nous en avons fini avec les auteurs qui, acceptant les vues de Widal, les ont amplifiées bien au-delà des conclusions premières. Nous allons maintenant passer à ceux qui rejettent cette théorie et lui dénient toute valeur.

Rumpff, Mohr, de l'école de Von Noorden, mettent en doute le rôle du NaCl dans la pathogénie des œdèmes au cours des néphrites. Pour eux, l'élimination et la rétention de l'eau et celles du sel sont indépendantes l'une de l'autre. En conséquence, ils estiment que l'essentiel dans ces maladies est de prescrire la suppression de la viande et le régime végétarien.

Ferrannini a pratiqué chez un certain nombre de brightiques des injections sous-cutanées de solution physiologique de NaCl à la dose de 500 grammes. Les œdèmes préexistants n'ont pas varié. Dans un cas, une crise d'urémie survint à la suite de l'injection saline. L'auteur conclut cependant que le NaCl n'a pas d'action nocive chez les brightiques et estime que la cure de déchloruration n'a aucune utilité.

Bittorf et Jochmann, sur le conseil de von Strümpell, ont entrepris une série de recherches cliniques, sur les échanges chlorurés dans diverses affections. Ils ont fait les constatations suivantes : La teneur en sel des exsudats, transsudats et œdèmes d'origine non néphritique, est souvent notablement plus élevée que celle des œdèmes néphritiques. — En ce qui concerne la néphrite parenchymateuse chronique, l'élimination du NaCl, était tantôt très bonne, tantôt suffisante, et quelquefois seulement

ralentie, l'élimination de l'eau restant normale.
Dans un cas, l'administration de sel eut une influence
favorable sur l'élimination chlorurée. — Dans la
néphrite interstitielle, celle-ci restait, la plupart du
temps, également suffisante. Cela étant, B. et J.
estiment que le rôle capital de la rétention chlorurée
dans les œdèmes brightiques, n'est nullement
démontré. Aussi sont-ils loin de souscrire à l'opinion
d'après laquelle le régime achloruré serait indiqué
en raison d'une imperméabilité rénale aux chlorures.
Ils émettent enfin une idée pour le moins bizarre :
« Veut-on au contraire entendre par alimentation
pauvre en sel, un régime ménageant autant que possible les reins (peu d'albuminoïdes et de substances
irritantes), alors le nom seul de la chose serait nouveau, le traitement diététique des néphrites ayant
depuis longtemps pour principal desideratum de
resteindre la tâche des reins. »

Bourget se livre à une critique, où la recherche de
l'humour semble nuire à l'enchaînement des idées.
Pour lui, la vogue dont jouit actuellement la cure
de déchloruration n'est qu'une affaire de mode.
Toute la théorie en est basée sur l'étude des membranes mortes; or, les membranes vivantes se com-
portent très différemment. — On a cru guérir avec la
déchloruration toutes les maladies et on a oublié
que le rein est une glande d'élimination et non de
formation. — Potain recommandait le NaCl comme
diurétique. On a, en somme, exploité un petit fait
physiologique d'une façon exagérée et dangereuse
pour le public. C'est une erreur de faire croire que

le sel est un aliment dangereux. Si on suit les observations de Widal, on voit que les malades, anéantis par la fatigue du traitement achloruré, s'en vont ; on fait alors la contre-épreuve, et on leur donne 20 gr. de sel dans du lait, dose suffisante pour rendre chacun malade. — La déchloruration n'a pas ajouté grand'chose à la thérapeutique, et pour sa part l'auteur a renoncé à s'en servir.

Entre les auteurs qui ont adopté et développé les données de Widal et ceux qui les regardent comme erronées, d'autres, et c'est le plus grand nombre, occupent une position intermédiaire. D'une façon générale, ils estiment que la cure de déchloruration marque un grand progrès dans la diététique du mal de Bright ; — mais qu'il ne faut pas en exagérer les indications, — et que dans toute une catégorie de cas, le régime lacté reprend tous ses droits.

Von Noorden pense qu'on ne peut pas douter, d'après les remarquables observations de Widal, que la rétention rénale du NaCl fût la cause de l'œdème dans ses cas, et dans d'autres. Il serait absurde de le nier. Mais ce serait manquer de sens critique que de considérer ce facteur étiologique comme le seul ou même comme le principal, et de vouloir régler toute la diététique des néphrites d'après les principes de l'osmose » (cité par M. Kauffmann). — Plus tard, en 1907, il ajoute que le traitement de la néphrite par le régime déchloruré a eu dans certains cas des conséquences néfastes. Il ne faut supprimer le sel que chez les malades pour lesquels on s'est assuré de ses mauvais effets.

Halpern doute que la rétention chlorurée soit la seule cause de l'œdème. Des influences circulatoires doivent intervenir. Toutefois, il est d'accord avec Strauss et Widal pour admettre que la diète chlorurée est le traitement rationnel de l'œdème néphritique. Il le recommande même dans les périodes sans œdème de la néphrite.

Pour Taillens, dans la néphrite chronique, l'effet de la déchloruration est le plus souvent incontestable. Il est néanmoins certain qu'on est allé trop loin dans cette direction; on a commis l'erreur que presque tous les novateurs commettent, c'est-à-dire que, au lieu d'ajouter ce procédé nouveau aux anciens, on l'y a opposé. Il est en tout cas certain que le sel n'est pas capable à lui seul, même en cas de néphrite, de provoquer les œdèmes : il faut pour cela d'autres lésions, telles que des altérations cellulaires ou vasculaires. — Au point de vue du régime, on a certainement exagéré en ne voulant considérer dans un aliment que sa teneur en sel. Jadis on mettait le malade au régime lacté exclusif, de façon à réduire les déchets au minimum, et à permettre au rein de se restaurer dans le calme. Aujourd'hui on permet un régime mixte. Tout ceci est exagéré, car le rein d'un brightique est en état d'insuffisance. Par conséquent, le régime doit être hypochloruré, hypoazoté et restreint; il faut en effet éviter la pléthore, la surcharge alimentaire et par suite l'hyperfonctionnement rénal. C'est bien de déchlorurer, mais il est encore mieux de déchlorurer, de désintoxiquer et de décharger le rein.

L. Béco, après avoir confirmé la possibilité de rétentions chlorurées sèches chez les brightiques, dit que le rôle de la rétention chlorurée dans la pathogénie des œdèmes n'est pas contestable. La cure de déchloruration a donc une importance de premier ordre dans le traitement des néphrites. Le choix entre le régime lacté pur et l'alimentation solide déchlorurée sera souvent imposé par la tolérance du malade. D'une façon générale, la diète lactée est suffisamment hypochlorurée et constitue le régime de choix; elle peut, d'ailleurs, être combinée au régime achloruré. — L'importance de la rétention chlorurée n'est pas aussi considérable qu'on l'a pensé, et l'élimination des chlorures ne peut donner la mesure précise de l'activité du rein. Il est bien difficile d'admettre que la rétention aqueuse dans les tissus, tributaire de la rétention chlorurée, soit la cause efficiente des gros symptômes urémiques : en effet, chez le cardiaque, qui se comporte comme le brightique vis-à-vis du NaCl, les phénomènes éclamptiques sont exceptionnels. Bien d'autres substances nocives peuvent être également retenues dans l'insuffisance rénale et éliminer en même temps que le chlorure au moment de la décharge polyurique. Et l'hypothèse d'une imperméabilité élective de l'épithélium rénal pour le NaCl paraît peu séduisante.

Nous retrouvons la même objection faite par Achard. Il est bien difficile d'admettre, dit-il, que

3

« la plus diffusible de toutes les substances, qui accompagne l'eau, d'une façon en quelque sorte obligatoire, à travers les membranes de l'organisme même très altérées, ne parvienne pas à traverser le rein malade ». Aussi « le facteur interstitiel » de la rétention, l'action primitive des tissus, paraît bien vraisemblable. Mais, que la cause de cette rétention soit dans le rein ou dans les tissus, le NaCl n'en est pas moins la cause de nombreux accidents. Aussi Achard et Paisseau sont-ils loin de nier l'importance de la cure de déchloruration. Pour eux, elle sera indiquée dans la néphrite subaiguë hydropigène, et on pourra, en pareil cas, permettre l'usage de la viande. Mais la rétention n'est pas l'unique facteur à considérer : dans la néphrite chronique urémigène, c'est la rétention uréique qui joue le principal rôle. Il faut alors établir la « diète d'azote », et pour cela supprimer la viande et prescrire un régime « glyco-amylacé », moyennement chloruré, qui sera préférable au régime lacté, très riche en albumine et assez riche en chlorures. Malgré cette critique au régime lacté, A... et P... le considèrent comme indiqué dans tous les accidents rénaux aigus, au cours des néphrites chroniques.

L'opinion de Maragliano est à rapprocher de celle d'Achard, en ce sens qu'il attribue une grande importance aux troubles du métabolisme tissulaire. Pour lui, le rein des néphritiques est généralement perméable aux déchets soit minéraux soit organiques ; et il y a lieu d'insister surtout sur la quantité de déchets imparfaits qui passent dans les urines

des néphritiques. Ce sont les modifications profon-
des de la vie cellulaire qui dominent le tableau de la
néphrite. On peut conclure que le rein des néphritiques est, en général, perméable, et que dans les
néphrites, le rein n'est que l'exposant d'un état
maladif général. Après ces considérations théori-
ques, Maragliano ne se prononce pas sur la valeur
pratique de la cure de déchloruration.

Cette question est traitée par son co-rapporteur au
congrès de Milan, Calabrese. Cet auteur regarde
comme démontrés les effets bienfaisants de la déchloruration sur les œdèmes des néphritiques. Mais
on a exagéré en considérant le traitement déchloruré
comme seul efficace pour toutes sortes de néphrites
et en affirmant l'innocuité de toute alimentation,
pourvu qu'elle soit dépourvue de sel. Pour sa part,
il estime que le régime lacté absolu doit remplir un
rôle auxiliaire dans les néphrites chroniques.

Strauss, au sujet de la cure de déchloruration, dit
que, dans la pratique, on a beaucoup dépassé ses
indications. Il ne l'a recommandée que dans la néphrite parenchymateuse avec tendance à l'hydropisie. Il pense que la question des échanges salins ne
joue aucun rôle dans l'urémie.

D'après Castaigne, les observations de Widal dé-
montrent que le régime déchloruré est le meilleur
traitement de l'œdème néphritique, sur lequel le lait
a peu de prise dans bien des cas ; — mais ne prouvent
nullement que la cure de déchloruration doive rem-
placer le régime lacté et lui soit préférable : l'un et
l'autre ont leurs indications spéciales, et il y a des

cas cliniques qui sont la contre-partie de celui de Widal : on voit des malades qui, sous l'influence du régime lacté, ne présentent aucun accident ; il suffit de les mettre au régime carné, même strictement déchloruré, pour voir survenir des accidents urémiques. Le régime lacté est donc le traitement de choix des néphrites urémigènes, dans lesquelles il agit non seulement parce qu'hypochloruré, mais surtout parce qu'il contient le minimum de substances toxiques. En période de compensation, on pourra le mitiger par des aliments végétaux, auxquels on n'ajoutera pas de sel, si l'on tient à tirer parti des avantages de la déchloruration. Au contraire, dans la néphrite hydropigène, le régime carné déchloruré est indiqué de façon formelle ; c'est là son triomphe. On obtiendra par lui la disparition des œdèmes, le relèvement des forces, la transformation réelle des malades.

Huchard et Fiessinger pensent que, dans les idées de Widal, deux vues doivent être considérées. D'abord, la nécessité de donner sans sel le régime lacto-végétarien : ils accordent ce point, lorsqu'il y a œdème marqué et permanent des téguments, ou bien que la dyspnée et l'affaiblissement persistent. En second lieu, la possibilité de donner de la viande, du bouillon sans sel. Là, des réserves doivent être faites. Les néphrites urémigènes ne supportent pas bien ces aliments. La viande est nocive par autre chose que le sel, qui est loin de résumer les causes de tous les accidents. Amblard a montré que le régime déchloruré peut abaisser la tension arté-

rielle, mais qu'il agit très médiocrement sur la dyspnée et l'insomnie, lesquelles sont, au contraire,
amendées par le régime lacté.

D'après Chauffard et Lœderich, il faut, dans les
néphrites atrophiques lentes recourir à un régime
mixte lacto-végétarien, quelquefois déchloruré, en
imposant des périodes intercalaires de diète lactée
absolue. Dans les néphrites chroniques avec œdèmes, le régime lacté rend de grands services ; mais
on peut parfois lui substituer, avec avantage, le régime déchloruré, qui agit sur les œdèmes et sur
certains accidents urémiques en rapport avec des
œdèmes viscéraux. Toutefois, cette substitution ne
peut être faite dans tous les cas, car l'œdème n'est
pas tout ; et il est de première importance, chez tout
néphritique, de réduire au minimum l'apport des
substances toxiques dans l'alimentation : à cet égard,
rien ne vaut le lait.

M. Labbé ne fait guère de réserves que sur l'usage
de la viande. Il distingue, dans les néphrites chroniques, les périodes de tolérance, où l'élimination
se fait de façon suffisante ; — et les périodes d'intolérance correspondant à une rétention des chlorures
(urémie hydropigène), ou des produits azotés (urémie
sèche). Dans les périodes de tolérance, on emploiera
un régime mixte hypochloruré, comportant de la
viande, si elle est bien tolérée. Dans les périodes
d'intolérance, régime mixte déchloruré en cas d'urémie hydropigène ; régime glyco-amylacé d'Achard
et Paisseau, en cas d'urémie sèche.

Pour Gouget, le régime lacté absolu trouve ses

indications dans les poussées aiguës des néphrites chroniques, dans la grande urémie, ou même seulement dans l'apparition de symptômes d'insuffisance rénale ou cardiaque. En dehors de ces cas où il s'impose, il faut l'essayer dans la néphrite avec œdèmes, surtout lorqu'on n'a pu suivre l'évolution antérieure de l'affection. — Quand au régime hypochloruré, les indications en sont fournies par les accidents de rétention chlorurée, qui sont avant tout les œdèmes, mais aussi l'hypertension et certains symptômes urémiques. On l'emploiera donc dans les néphrites hydropigènes ; et aussi dans la sclérose rénale avec hypertension, surtout s'il y a tendance au pseudo-asthme, à l'œdème aigu du poumon avec phénomènes d'excitation motrice. Mais on ne peut pas toujours le substituer au régime lacté, car il est manifestement exagéré de réduire à la faible chloruration du lait tout le secret de son action. N'imitons pas les esprits simplistes qui, après avoir donné le lait indistinctement dans tous les cas de néphrite, tendent maintenant à donner toujours le régime hypochloruré.

Duchet-Suchaux, dans sa thèse inspirée par Barth, estime que la néphrite subaiguë hydropigène demande le régime carné-déchloruré. En effet, ce qui caractérise cette forme, c'est la diminution extrême des éliminations chlorurées, alors que celles des autres substances sont conservées ou exagérées : donc l'indication dominante est de réduire l'ingestion de sel au-dessous de la limite d'élimination. Si cependant il y avait tendance à l'urémie, si la cryoscopie montrait des éliminations achlorées insuffisantes, il faudrait supprimer la viande. — Dans la néphrite chronique urémigène, toutes les éliminations sont diminuées, y compris celle du NaCl, mais cette diminution n'est plus élective. Aussi ne faut-il pas croire que la suppression du sel puisse dans ces cas parer à tous les accidents. La viande est absolument contre-indiquée et l'on s'en tiendra au régime lacto-végétarien hypochloruré (5 à 6 grammes de sel par jour). Il sera bon d'établir la diète lactée absolue à intervalles réguliers, toutes les semaines pendant un jour ou deux.

D'après Martinet et Le Gendre, il faut bien se rappeler, pour ne pas s'exposer à des déboires, que le régime déchloruré ne convient pas à toutes les formes du mal de Bright. L'indication fondamentale est en somme l'anasarque dépendant de la rétention chlorurée ; on l'emploiera donc surtout dans la néphrite parenchymateuse. — Ses résultats sont médiocres dans la néphrite interstitielle, où la rétention azotée est à redouter, autant et plus que la rétention chlorurée. Le régime sera donc ici hypoazoté, hypochloruré. — Enfin, dans les formes hybrides si fréquentes, il faut procéder avec prudence, par tâtonnements. Il peut être pratique d'essayer successivement chacun, pendant une semaine, les régimes suivant : 1° lacté strict ; — 2° lacto-végétarien déchloruré, qui paraît être le plus souvent en l'espèce le régime optimum ; — 3° lacto-ovo-végétarien hypochloruré (2 à 3 grammes de sel condimentaire) ; — 4° régime mixte modérément azoté (50 à 60 grammes d'albumine), hypochloruré. On notera avec soin, au cours de ces épreuves, la courbe du poids, les modification des œdèmes apparents, le taux de l'albuminurie, l'influence du régime sur les accidents urémiques. L'expérience clinique tranche la question du régime pour le cas donné.

Il est assez facile de dégager de toutes ces opinions une idée d'ensemble et de voir ce qui est généralement retenu de la doctrine primitive de Widal et de ses développements ultérieurs. Cela peut se résumer ainsi : le rôle de la rétention chlorurée est certainement primordial dans la genèse de l'œdème ; mais l'œdème n'est pas tout et il faut tenir grand compte de l'auto-intoxication dans l'éclosion des autres accidents du mal de Bright. Si donc le régime achloruré comportant une quantité modérée de viande est indiqué dans les néphrites où prédomine le processus hydropigène, — au contraire, dans les formes évoluant vers l'urémie, le régime lacté plus ou moins mitigé retrouve ses avantages ; et en tout cas la viande devra être bannie de l'alimentation du malade.

CHAPITRE II

Observations

Les observations cliniques permettant la comparaison pratique des régimes lacté et achloruré chez les brightiques sont assez rares dans la littérature médicale. Nous donnerons ici celles qui paraissent réaliser plus ou moins bien cette condition. Puis nous relaterons quelques cas personnels suivis spécialement au point de vue qui nous occupe. Notre but étant essentiellement pratique, nous n'avons pas établi par des dosages méthodiques des chlorures urinaires, le bilan quotidien des échanges chlorurés. Nous nous sommes contenté d'apprécier les effets des régimes expérimentés par leurs résultats purement cliniques : variations des troubles fonctionnels et des signes physiques (état des viscères, tension artérielle,[1] — diurèse, — hydratation), sans nous in-

---

[1] Nous nous sommes servi du sphygmomanomètre de Potain. Mais l'instrument dont nous disposions donnait des chiffres cer-

quiéter de savoir si à ces variations subjectives et objectives correspondaient des modifications parallèles dans l'élimination des chlorures.

OBSERVATION I.

(Obs. I de la thèse de Gadaud, abrégée).

C...., 62 ans, puisatier, entre le 15 janvier 1903 à Cochin, dans le service de M. Widal. On ne relève dans ses antécédents qu'une fièvre typhoïde en 1878, un état de dyspepsie ayant duré trois ans vers 1890, une grippe à localisation pulmonaire en 1895. En juillet 1902, cet homme fut pris d'une diarrhée dysentériforme qui dura huit jours ; après quelques jours de convalescence apparut brusquement un œdème de la face. Le 26 octobre, œdème énorme de la jambe gauche, à la suite d'une plaie superficielle. En novembre, l'œdème s'élève aux cuisses et au scrotum. Le malade entre alors à l'hôpital et y reste jusqu'au 15 décembre. Une fois dehors, l'œdème réapparut et s'étendit rapidement.

À l'examen, œdème considérable ; grosse albuminurie ; pression artérielle 20 ; léger galop.

À partir du 30 mars 1903, ce malade fut l'objet d'une étude de 72 jours.

Pendant une première période de 10 jours, on institua le régime lacté absolu : 3 litres 1/2 de lait par jour. Résultat : Chûte des œdèmes ; diminution de poids de 5 kg 700 ;

_____

tainement trop faibles. Ses indications n'en gardent pas moins leur valeur au point de vue relatif.

polyurie ; bilan des chlorures : — 33 gr. ; l'albuminurie tombe de 15 grammes à 3 gr. 38.

Deuxième période (8 jours). — Même régime + 10 gr. NaCl. Résultat : Augmentation de poids de 2 kg. 100 ; diminution des urines ; bilan des chlorures : + 36 gr. ; l'albuminurie passe de 2 gr. 46 à 12 gr. 12.

Troisième période (11 jours). — Régime carné déchloruré (viande crue, 400 gr. ; beurre, 80 gr. ; pommes de terre, 1,000 gr. ; sucre, 100 gr. ; tisane, 3,500 gr.) Résultat : Le poids diminue de 3 kg. 500 ; bilan des chlorures : — 35 gr. ; l'albuminurie passe de 12 gr. 12 à 0 gr. 72.

Quatrième période (7 jours). — Même régime + NaCl, 10 gr. Résultat : Le poids augmente de 2 kg. 900 ; bilan des chlorures : + 49 gr. 28 ; l'albuminurie passe de 1 gr. à 2 gr. 04.

Cinquième période (4 jours). — Régime lacté absolu. Résultat : Chute de poids de 1 kg. 600 ; bilan des chlorures : — 7 gr. 56.

Sixième période (6 jours). — Régime ordinaire de l'hôpital. Résultat : Augmentation de poids de 8 kg. 700 ; l'œdème apparaît le cinquième jour ; l'albuminurie passe de 2 gr. 12 à 11 gr. 50.

Septième période (1 jours). — Même régime que dans la troisième période, en remplaçant sur les instances du malade 1 litre de tisane par un 1/2 litre de lait. Résultat : Le poids tombe de 5 kg. ; l'œdème disparaît presque ; bilan des chlorures : — 35 gr. 52.

Huitième période (4 jours). — Régime lacté 3 l 1/2 + NaCl 15 gr. Résultat : Le poids augmente de 2 kg. 500 ; l'œdème gagne les cuisses et le scrotum ; bilan des chlorures : + 44 gr. 72 ; — albuminurie variable. Céphalée, inappétence, lassitude, fourmillements dans les jambes.

Diète hydrique pendant un jour, puis

Neuvième période (18 jours). — Régime carné déchloruré. Résultat : Disparition de l'œdème dès le troisième jour ; diminution de poids de 7 kg. ; bilan des chlorures : — 35 gr. 46 ; l'albuminurie tombe à o gr. 75.

Le malade reste encore plusieurs mois dans le service. Son état reste le même. Les régimes déchlorurés seuls lui permettent au point de vue des œdèmes d'obtenir une amélioration. Il quitte l'hôpital le 25 octobre 1903.

Cette observation est celle par laquelle Widal démontra la valeur de la cure de déchloruration. Nous y voyons, outre l'influence néfaste du sel, qui augmente l'infiltration et provoque des accidents urémiques, que le régime lacté et le régime carné achloruré semblent avoir une action également bienfaisante sur l'œdème et l'albuminurie.

OBSERVATION II

(Obs. VII de la thèse de Gadaud, abrégée).

Femme Q...., 66 ans, entre à Cochin le 16 mai 1904 pour de l'oppression. Rien à noter dans ses antécédents. Mais depuis quelques années, elle a eu plusieurs fois de l'œdème des membres inférieurs et quelques attaques épileptiformes.

À l'examen : Orthopnée. — Anasarque avec hydrothorax double et ascite. — Cœur irrégulier, premier bruit râpeux à la base ; pouls petit, ralenti à 48. — Dilatation de l'aorte et de la sous-clavière droite. — Foie gros. — Oligurie. — Traces d'albumine.

Il s'agit donc d'une athéromateuse complexe avec symptômes rénaux et cardio-artériels, et peut-être bulbaires.

Du 18 mai au 17 juin, elle est soumise au régime carné déchloruré : Pain déchl., 100 à 150 gr. ; beurre, 50 gr.; pommes de terre, 100 à 250 gr.; viande, 130 gr. ; tisane, 1 litre. Résultat : Pendant ces 30 jours, les œdèmes diminuent et le poids tombe de 84 kil. 550 à 61 kg. 550. Les urines, d'abord rares, augmentent sous l'influence de la théobromine, qui est donnée à la dose de 2 grammes, du 31 mai au 5 juin. Avec cette polyurie de 3 à 4 litres, la déshydratation s'accélère. Puis, le médicament supprimé, les urines tombent aux environs de 1 litre.

Du 17 au 22 juin, on établit le régime lacté absolu : 3 litres de lait par jour. En 6 jours, il y a une chute de poids de 2 kg. 750 et les œdèmes continuent à diminuer ; les urines remontent au-dessus de 2 litres. Les 2 derniers jours, sous l'influence de 2 grammes de théobromine, elles s'élèvent même à 3,500 c. c.

A la fin de cette période, la malade présente encore de l'œdème des membres inférieurs et un peu d'ascite.

Nous avons retenu cette observation parce qu'elle montre qu'après 1 mois de déchloruration stricte, le régime lacté absolu est capable de poursuivre heureusement la déshydratation de l'organisme. La théobromine augmente puissamment cette action.

OBSERVATION III

(Obs. II de la thèse d'Ambard, abrégée)

Malade âgé de 60 ans, entré le 25 novembre 1904 à l'hôpital St-Antoine, salle Axenfeld.— Brightique sans albuminurie.— Pas d'œdème cliniquement appréciable, mais préœdème énorme. — Chute rapide de la pression artérielle par le régime achloruré.

Pendant les huit premiers jours, régime lacté absolu : 3 litres d'abord pendant quatre jours, puis 4 litres les quatre jours suivants. Résultats : le poids tombe de 86 kg. 300 à 74 kg. et la pression artérielle de 20 à 11; polyurie variant de 2 l. 600 à 4 l. 200.

Pendant les trente-trois jours suivants, régime achloruré. Résultats : le poids se maintient à 74 kg., mais le malade continue à éliminer plus de chlorures qu'il n'en absorbe pendant dix-huit jours encore (rétention chlorurée sèche). La tension artérielle varie de 11 à 12. Polyurie très légère.

Il résulte de cette observation que la diète lactée a donné d'excellents résultats. Le régime solide achloruré a maintenu et continué cette amélioration, mais d'une façon moins apparente, car la crise polyurique était un fait accompli au moment où il fut institué.

OBSERVATION IV

(Obs. de Cantineau. Journ. méd. Brux. 1907, abrégée)

Julia Bl., 36 ans, domestique, entre le 30 octobre 1906 à
Cochin, service de M. Widal, pour œdème. Dans ses antécédents personnels, on relève la rougeole, puis une pneumonie à
l'âge de 6 ans. — A 13 ans, albuminurie et œdèmes, ayant
duré 6 mois, d'origine indéterminée, traités par le régime
lacté exclusif. Après cette 1re atteinte, la santé fut relativement
bonne; mais, à l'occasion des fatigues, l'œdème des membres
inférieurs apparaissait facilement. — A 19 ans, phlébite de la
jambe droite. — De 23 à 25 ans, deux grossesses terminées
avant terme, sans œdème ni éclampsie. — Petits signes de
brightisme. — En 1906, pleurésie accompagnée d'œdème des
membres inférieurs. La malade reste 2 mois au lit, puis
reprend son travail et son régime ordinaire. — Le 28 octobre
1906, sensation de froid. Puis vomissements, céphalée violente, bouffissure du visage. — Entrée à l'hôpital le 30.

A l'entrée : T° 40°, 3. Facies bouffi, jambes œdématiées. —
Au cœur, souffle d'insuffisance mitrale; tension art. 17. —
Dyspnée : 32 resp. à la minute. Aux poumons, souffle et râles
fins à droite. — Foie gros. — Rate augmentée de volume. —
0 gr. 40 d'albumine par litre. On porte le diagnostic de poussée
aiguë au cours d'une néphrite chronique, probablement à
l'occasion d'un foyer pneumococcique.

On institue le régime lacté : lait 2 litres, tisane 500 gr. On
donne 1 gr. 50 de théobromine par jour. — Résultat : en dix-
huit jours, l'œdème disparaît et le poids diminue de 9 kg 650,
avec une diurèse moyenne de 1500 c. c. (un peu de diarrhée).

La malade exige sa sortie le 18 novembre. — Elle rentre le 18 décembre avec une nouvelle poussée de néphrite (malgré les conseils donnés, elle avait repris son régime ordinaire). Mais cette fois, l'œdème est beaucoup plus considérable; depuis sa sortie, en 1 mois, son poids a augmenté de 20 kg. 300. — La dyspnée est assez marquée : 34 respirations. — Cœur dilaté; pouls 96 ; tension 18, 5. — Foie gros. — Les urines renferment plus de 15 grammes d'albumine par litre.

Du 18 au 31 décembre, même traitement qu'au premier séjour. Même résultat : l'œdème diminue, le poids tombe de 15 kg. 900 en douze jours, avec une diurèse moyenne de 2 l. 500.

Les huit jours suivants, régime achloruré réduit : pain, 150 gr.; — pommes de terre 200 gr.; — Beurre 50 gr.; — tisane 2.000 gr. La céphalée et l'œdème disparaissent le 7 janvier ; le poids tombe de 6 kg. 300.

Dans ce cas encore, on peut juger de la puissance d'action de la diète lactée sur l'œdème brightique. Le régime achloruré a eu une influence également très favorable.

OBSERVATION V

(Obs. II de Javal, in Presse méd. 6 Août 1904)

Homme de 48 ans, cordonnier, atteint de néphrite à prédominance épithéliale. — Il a eu, il y a 5 ans, une forte glycosurie; actuellement, il a un taux moyen de 3 à 4 grammes de sucre par litre d'urine. — Il y a 2 ans, sans cause appréciable, sont apparus les premiers symptômes de sa néphrite : petits signes de brightisme et œdème. — L'an dernier, il a été pris d'une rétinite hémorragique qui, en quelques mois, a abouti à une cécité complète.

A l'entrée : anasarque généralisée, dyspnée, albuminurie de 6 à 8 gr. — A l'auscultation, on perçoit des râles disséminés, et des râles plus fins aux bases. — Au cœur, léger galop. — État général mauvais ; inappétence, nausées, quelques vomissements.

Un régime d'épreuve composé de 200 gr. de pain sans sel et 1.500 c. c. de lait n'amène aucune amélioration, au contraire. L'œdème et le poids restent stationnaires. L'état général s'aggrave et au bout de huit jours, il survient des phénomènes urémiques : céphalée, torpeur, Cheyne-Stokes, vomissements.

La diète hydrique presque absolue (50 grammes de pain déch. par jour) avec 2 gr. de théobromine amène une chûte de poids de 11 kg. 150 en onze jours. Au bout de ce laps de temps, il n'y a plus qu'un peu d'œdème malléolaire, l'état général est très amélioré et le malade demande à manger.

Pendant une 3° période (quatorze jours), régime achloruré : pain 360 gr. — viande 100 gr. — Le poids reste stationnaire : persistance de l'œdème des malléoles. .

Pendant une 4° période (quatorze jours), on rétablit le régime lacté légèrement mitigé : lait 1 l. 800 — pain sans sel 230 gr. Le malade absorbe ainsi 2 à 3 gr. de sel, il en urine 0 gr. 42 par jour. Son poids augmente de 4 kg. 600 et l'œdème gagne les cuisses et le scrotum.

5° période (dix jours) : régime achloruré comprenant pain 300 gr. — pommes de terre 500 gr. — viande 300 gr. Le malade urine en moyenne 0 gr. 92 de sel par jour, ce qui représente à peu près la quantité absorbée. Son œdème et son poids restent stationnaires.

Enfin, pendant six jours, on ajoute au régime précédent 2 gr. de théobromine. Le patient se déchlorure, son poids diminue de 4 kg. 200, son œdème se limite aux malléoles.

Voilà donc un cas d'imperméabilité rénale au NaCl très accentuée et durable. Aussi la résorption complète de l'œdème n'a-t-elle jamais pu être obtenue. 1 litre 3/4 de lait contenait plus de NaCl que le malade n'en pouvait éliminer.

Retenons de cette observation ce fait important, que l'œdème augmentait avec la diète lactée, alors qu'il restait stationnaire avec un régime carné achloruré. Mais il serait exagéré de dire, avec Javal, qu'avec ce dernier il diminuait, puisque, pour obtenir ce résultat, il fallut ajouter 2 grammes de théobromine par jour. Rien ne prouve qu'avec le même adjuvant, la diète lactée n'eût pas eu le même effet.

OBSERVATION VI[1]

(Personnelle. Due en partie à M. Lambert, interne).

B..., 64 ans, cordonnier, entre le 4 février 1910 dans le service de M. Leclerc, pour œdème et dyspnée.

Père mort albuminurique; mère morte d'un refroidissement; six frères et sœurs vivants et bien portants. Deux enfants, l'un

[1] Pour cette observation et les suivantes, voir les graphiques annexés à la fin de l'ouvrage.

mort en nourrice, l'autre vivant et bien portant. Pas de maladie antérieure. Ethylisme léger : 1 litre 1/2 de vin par jour.

Le malade fait remonter le début de l'affection actuelle à
trois ans. A cette époque, il enfla brusquement et on trouça de
l'albumine dans ses urines. Le régime lacté remit rapidement les choses au point. L'année dernière, deuxième poussée
d'œdème, qui dura deux mois. Depuis plusieurs années, pollakiurie nocturne.

Le 26 décembre 1909, à la suite d'excès de table, reprise de
l'œdème, qui débuta à la verge et au scrotum, pour s'étendre
ensuite aux membres inférieurs, et enfin, depuis 8 jours,
gagner l'abdomen.

A l'examen, malade d'aspect vigoureux, très dyspnéique,
sans cyanose. — Œdème considérable, surtout au niveau de la
paroi abdominale, légèrement rosé. — Au cœur, la pointe
paraît être dans le 5e espace, sur la ligne mamelonnaire, mais
le choc est difficile à percevoir. Bruits sourds, mais réguliers; le
premier bruit est légèrement soufflant à la pointe. Pas de galop
net. Pouls assez tendu 100. — Epanchement pleural gauche
peu important, avec râles d'œdèmes sous-jacents. A la base
droite, submatité et pluie de râles fins. — L'œdème empêche
la palpation profonde de l'abdomen. Les flancs sont sonores.
— Hypothermie légère. — Les urines sont pâles et contiennent un léger nuage d'albumine.

Le malade est mis au régime lacté absolu; 3 litres de lait
par jour et 1 gr. de théobromine. Au bout de 5 jours, on
observe les modifications suivantes : La dyspnée est très améliorée, le malade qui, au début, était presque en orthopnée,
supporte maintenant le décubitus dorsal. L'épanchement pleural n'a pas varié. — L'œdème a disparu aux jambes, persiste
aux cuisses, au scrotum et à l'abdomen. — L'albuminurie est
stationnaire. — Voici la marche de la diurèse, du poids et de la
tension artérielle

	Urines	Poids		Tension
4 février...		84 k. 200		64
5 —	2.100	82		
6 —	4.500	78. 700		
7 —	4	74. 500		
8 —	3.500	74. 700		
9 —	3.200	69. 700		64.5

Le 9 février, on institue un régime achloruré, ainsi composé : pommes de terre, 500 gr. — Œufs bien cuits, n° 4. — Beurre, 50 gr. — Sucre, 10 gr. — Tisane, 1 l. 1/2. — Après 6 jours de ce régime, l'infiltration œdémateuse a presque complètement disparu ; il n'y a plus qu'un peu d'empâtement de la paroi abdominale. — Sédation complète de la dyspnée ; l'épanchement pleural gauche a diminué ; il y a toujours des râles d'œdème à la base droite. Au cœur, le souffle de la pointe a disparu ; les bruits sont toujours très sourds ; dans la région sus-apexienne, on entend des bruits râpeux saccadés, variant avec l'amplitude de la respiration. Pas de modification de l'albuminurie.

	Urines	Poids		Tension
10 février...	0.6mille	68 k.		
11 —	2.100	67. 400		
12 —	2.500	66		
13 —	0.900	65. 500		
14 —	2.700	64. 500		64

(La théobromine, supprimée le 9, fut rétablie le 10.)

Le 16, l'œdème avait complètement disparu. Au cœur, on ne perçoit plus les bruits de Choyau, mais on note un peu d'arythmie en salves. — Le 19, le malade quitte l'hôpital, conservant un peu de liquide dans sa plèvre gauche, mais avec un très bon état général. Depuis le 11, son poids a oscillé entre

6{ et 6{ kg. A cette date, on avait remplacé les quatre œufs
du régime par 300 gr. de viande, qui a été très bien tolérée

Dans ce cas de néphrite chronique avec anasarque,
la diète lactée amena une fonte rapide des œdèmes :
en 5 jours, il y eut une chute de poids de 14 kg 500.
Le régime solide achloruré, avec ou sans viande,
acheva la déshydratation. Au total, en 10 jours, le
malade perdit 19 kg. d'eau qui infiltrait ses tissus.
Cette résorption, extrêmement rapide, n'entraîna
aucun accident. Dans cette cure, la théobromine fut
un précieux adjuvant.

OBSERVATION VII

(Personnelle. Due en partie à M. Rimaud, interne)

P..., 31 ans, teinturier, entre le 27 août 1919 dans le service
de M. Leclerc, pour albuminurie.

Mère morte d'un cancer du foie. — Lui-même a été réformé
pour hernie. — Célibataire, nie toute spécificité. — Éthylisme
ancien : 2 à 3 litres de vin en moyenne et plusieurs petits
verres. — Vers l'âge de 25 ans, douleurs articulaires aux deux
genoux, qui auraient été tuméfiés. Ces douleurs disparurent
spontanément, au bout de 3 à 4 mois.

Le début de l'affection actuelle remonte à 2 ans. Il fut pris
de douleurs lombaires avec bouffissure de la face et albumi-

nurie massive. On le traita par le régime lacté et, au bout de
4 mois, il sortit de l'hôpital. Mais il ne put reprendre un travail régulier. Il conserva une pâleur extrême, de l'oppression
au moindre effort, de la bouffissure de la face, de la lassitude
générale et des douleurs lombaires vagues

A l'examen, décoloration des téguments et des muqueuses ;
face bouffie, mais pas d'œdème des jambes. — Au cœur, la
pointe est dans le 6ᵉ espace, à 3 centimètres en dehors du
mamelon. Galop net. 2ᵉ bruit claqué à la base, suivi d'un
souffle bref, aspiratif, constant, se propageant sur le bord
gauche du sternum. — Pouls assez tendu, en cinquenaude.
Danse des artères. Double souffle de Durozier. — Au cou,
murmure veineux continu. — Souffle oculaire. — Aux poumons, quelques râles d'œdème à la base gauche. — Foie un
peu gros. — Depuis quelque temps, le malade vomit de temps
à autre. — Léger tremblement des doigts. — Urines pâles ;
gros disque d'albumine. — L'examen du sang a donné les résultats suivants : Globules rouges : 2.091.980 ; globules blancs,
7.750 ; valeur globulaire, 0.70.

Il s'agit donc d'une néphrite chronique, avec insuffisance
aortique et anémie intense.

Dès son entrée, le malade a été mis au régime lacté, qui a
soulagé rapidement sa dyspnée. Mais les vomissements sont
devenus de plus en plus fréquents. Survenant d'abord tous les
2 ou 3 jours, le matin, sous forme de pituite, ils sont devenus
alimentaires et se reproduisent quotidiennement, jusqu'à 5 et
6 fois dans les 24 heures. L'examen de l'estomac ne montre
rien d'anormal. De plus, le malade est devenu somnolent ; il
paraît absent et répond mal aux questions qu'on lui pose.

Le 1ᵉʳ décembre 1909, on prescrit un régime achloruré ainsi
composé : Pommes de terre, 400 gr. ; — œufs n° 2 ; —
beurre, 50 gr. ; — sucre, 40 gr. ; tisane, 1 litre 1/2. Les vomissements se sont aussitôt raréfiés : en 6 jours, il n'y a eu que

; vomissements. La somnolence a été très amendée. Voici la marche du poids et de la tension (les urines n'ont pu être recueillies intégralement)

		Poids	Tension
1er décembre....		56 kg 000	15
2	—	59. 500	
3	—	55. 800	
4	—	54. 850	
5	—	54. 750	
6	—	54. 600	9,5
7	—	54. 600	

Le 7, on établit la diète lactée absolue : 3 litres de lait. Elle est cette fois très bien tolérée. Les vomissements disparaissent presque complètement : 1 en 6 jours. L'albuminurie reste considérable. Le poids demeure à peu près fixe vers 54 kil. 500. La pression artérielle est toujours de 9 à 9.5.

Le 14 décembre, on prescrit le régime maigre habituel de l'hôpital. Les vomissements reparaissent aussitôt : 2 ou 3 par jour à partir du 16. La face devient très bouffie. Retour de la somnolence et de la dyspnée. Le 19, forte épistaxis nécessitant le tamponnement. Du 14 au 19, le poids passe de 54 kil. 500 à 59 kil. 500 et la tension s'élève à 16.

Le 19, on rétablit le régime achloruré en remplaçant les deux œufs par 200 gr. de viande. Le malade, très indocile, commet quelques infractions au régime. Néanmoins il est notablement amélioré : il est plus éveillé, moins bouffi, la dyspnée s'atténue, sans disparaître, les vomissements diminuent : 3 en 5 jours. Il se produit un abaissement de tension et une déshydratation notable :

		Poids	Tension
19 décembre		59 kg 400	16
20	—	58. 500	

	Poids	Tension
21 décembre	57 kg 600	
22 —	56. 600	
25 —	56. 600	
24 —	56. 100	12

Mais cette amélioration n'est que passagère. Le malade, de plus en plus indocile, ne tient aucun compte des prescriptions qui lui sont faites. La dyspnée et la torpeur vont en s'accentuant. Le malade succombe le 12 janvier 1910.

Autopsie le 13 (M. le professeur Paviot) : Epanchement d'un litre de liquide louche dans la plèvre droite. La base du poumon droit est atélectasiée. Le poumon gauche est emphysémateux ; son lobe supérieur est spumeux à la coupe. Au cœur, les épreuves de l'eau sont négatives. Il y a quatre sigmoïdes aortiques ; les deux valvules extrêmes ont leurs dimensions normales ; les deux du milieu, vues d'en dessous, n'en forment qu'une très grande, cette sigmoïde géante est divisée en deux par un faux éperon (endocardite fœtale ?). Reins bigarrés. Pyramides augmentées de volume, de coloration blanc-jaunâtre. La capsule s'enlève bien, sauf sur quelques points ; état granuleux du rein ; diminution de hauteur de la substance corticale. Le rein droit pèse 115 grammes, le gauche 100 gr. Foie et rate normaux. Pâleur de tous les viscères.

En résumé, la diète lactée réussit bien dans ce cas à calmer la dyspnée, mais provoqua des vomissements. Le régime achloruré les fit presque disparaître, en même temps qu'il provoquait la résorption de 2 kil. 500 d'hydratation latente. Il s'agissait donc de vomissements « chlorurémiques ». La diète lactée, rétablie ensuite pendant quelques jours, fut cette

fois bien supportée. Le régime maigre de l'hôpital ramena les vomissements et provoqua de la somnolence, de la dyspnée, de la bouffissure de la face, avec augmentation de poids de 5 kg. 200 en cinq jours. Le régime achloruré carné produit de nouveau une amélioration, avec chute de poids de 3 kg. 300. Mais on ne peut que retarder la terminaison fatale.

OBSERVATION VIII

(Personnelle. Due en partie à M. Lambert, interne).

C..., 50 ans, cultivateur, entre le 25 novembre 1909 dans le service de M. Leclerc, pour albuminurie. — Père et mère inconnus. — Marié ; femme et 4 enfants bien portants. — Œnilisme — Angine aiguë à 22 ans.

L'affection actuelle remonte à 3 ans environ. En août 1906, oppression et œdème des jambes pendant quelques jours. Trois mois plus tard, les mêmes accidents se reproduisent ; un médecin consulté trouve de l'albumine dans les urines et envoie le malade à l'hôpital, où il fut traité par le régime lacté. Au bout d'un mois, il sortit très amélioré. Mais depuis cette époque, il a toujours conservé de l'albumine, qui variait de quantité suivant l'alimentation. En septembre 1909, l'œdème reparut, envahit les membres inférieurs et gagna même l'abdomen ; la face était bouffie. Le malade se soigna chez lui pendant deux mois et l'œdème disparut. Mais devant la persistance d'une grosse albuminurie et l'apparition d'accès de pseudo-asthme nocturne, il se décide à entrer à l'hôpital.

A l'examen, malade pâle, sans œdème. — Au cœur, pointe dans le 5° espace, sur la ligne mammaire. Bruits réguliers. Léger galop. Éclat du second bruit au foyer aortique. — Tension artérielle forte. — Aux poumons, quelques râles bulleux aux deux bases. — Les urines, très pâles, contiennent un gros disque d'albumine.

On prescrit le régime lacté absolu : , litres de lait. La dyspnée cède aussitôt, ainsi qu'une légère céphalée dont se plaignait le malade. Les nuits se passent sans accès d'oppression.

	Urines	Poids	Tension
26 nov...		60 kg.	
27 —	2.100	59.500	16
28 —	1.500	58.250	
29 —	1.200	57.900	
30 —	2.000	57.800	
1er déc...	1.600	57.450	11.5

A partir du 1er décembre, régime carné achloruré : Pommes de terre, 100 gr. — Viande, 200 gr. — Beurre, 50 gr. — Sucre, 40 gr. — Tisane, 1 litre 1/2. — L'amélioration se maintient : ni céphalée, ni dyspnée.

	Urines	Poids	Tension
2 déc...	1.000	56.900	
3 —	1.400	56.800	
4 —	1.300	55.700	
5 —	1.100	56.300	
6 —	1.000	56.300	
7 —	1.200	56.250	13.5

A partir du 7 décembre, régime ordinaire de l'hôpital. Jusqu'à la nuit du 12 au 13, tout va bien. Mais alors survient une violente céphalée et un accès de dyspnée qui oblige le malade à s'asseoir sur son lit. Le 13, au matin, on constate un léger œdème des jambes. Pendant cette période de 6 jours, le poids a passé de 50 kg. 250 à 61 kg. 700. Le 14, on rétablit le régime achloruré. Dès le 16, l'œdème avait disparu. Le 19, il n'y a plus ni céphalée ni dyspnée, le poids s'est abaissé à 58 kg. 700.

Le malade reste encore quelque temps à l'hôpital, avec une alimentation hypochlorurée. Son état est satisfaisant, son poids reste stationnaire.

En résumé, nous avions affaire à un brightique sans œdème apparent à l'entrée, mais chez qui l'œdème profond expliquait l'existence de certains accidents urémiques : céphalée et dyspnée. La diète lactée supprime rapidement ces accidents et produit, en cinq jours, une déshydratation de 2 kg. 550. Le régime carné achloruré poursuit l'amélioration, le poids baisse encore de 1 kg. 200 en six jours. Puis le régime ordinaire de l'hôpital (très chloruré) vient tout gâter : l'hydratation des tissus s'opère rapidement, l'œdème apparaît et le poids augmente de 8 kg. 150 en 6 jours ; la céphalée et l'œdème reparaissent. Le régime achloruré ramène tout en ordre. Le taux de l'albuminurie est resté à peu près fixe.

OBSERVATION IX

(Personnelle. Due en partie à M. Laurent, interne).

D..., 38 ans, garçon d'hôtel, entre le 13 décembre 1909 dans le service de M. Mouisset, pour dyspnée. Rien à relever dans les antécédents héréditaires. Personnellement, aucune maladie dans l'enfance. Il a eu la rougeole et la fièvre typhoïde pendant son service militaire. Ethylisme mixte très accentué.

Le début de l'affection actuelle remonte à 1 an 1/2 : dyspnée d'effort, œdème malléolaire vespéral, bouffissure du visage intermittente, pollakiurie nocturne. — Depuis 6 mois, toux fréquente : de temps à autre, accès de pseudo-asthme extrêmement violents.

A l'examen, malade très oppressé, cyanosé. Léger œdème malléolaire. — Au cœur, on ne peut localiser la pointe ; on n'entend ni souffle, ni galop ; éclat du 2e bruit au foyer aortique. — Pouls hypertendu, en dehors des accès dyspnéiques. — Aux poumons, obscurité respiratoire considérable : pluie de râles fins inspiratoires aux deux sommets ; ronchus disséminés ; quelques râles bulleux aux bases. — Langue très saburrale. — Les urines contiennent un gros disque d'albumine.

Le 13 décembre, on fait une saignée qui calme la dyspnée.

Le 23, on note un galop très net. Les urines sont claires et abondantes, l'albuminurie a diminué des 3/4.

Le 28, outre le galop, on entend un souffle systolique doux à la pointe.

Dans l'après-midi du 9 janvier 1910, le malade a été pris subitement d'une crise de dyspnée très violente, accompagnée de vomissements. Une saignée de 300 gr. met fin à la crise.

Jusqu'au 27 janvier, le malade n'a pas eu de nouvel accès, mais il se plaint d'une oppression continue, qui s'accentue pendant la nuit et l'empêche de dormir. Il a une bouffissure très marquée du visage et de l'œdème des jambes remontant jusqu'aux genoux. Les bruits du cœur sont sourds, avec un léger galop ; la tension artérielle est plutôt forte. Aux poumons, obscurité très grande ; au sommet gauche, diminution de sonorité avec résistance au doigt, quelques râles fins. Les urines sont abondantes, peu colorées, avec un disque assez épais d'albumine. Depuis son entrée à l'hôpital, le malade a suivi le régime lacté absolu pendant un mois, puis on a ajouté trois potages par jour.

L'analyse des urines, faite le 29, donne les chiffres suivants : Chlorures, 15 gr. 75. — Urée, 10 gr. 85. — Albumine, 0.85. Malgré cette forte élimination chlorurée, on décide d'essayer le régime achloruré.

A partir du 31, on prescrit donc : pommes de terre, 400 gr. ; — viande, 200 gr. ; — beurre, 50 gr. ; — sucre, 40 gr. ; — Tisane et eau, 1 litre 1/2. — Dès le 1er février, le malade dit avoir passé une bien meilleure nuit : de 8 h. du soir à 4 h. du matin, il n'a fait qu'un somme, alors que, depuis longtemps déjà, son sommeil était entrecoupé de réveils très fréquents. — Le 3, l'œdème des jambes a complètement disparu, ainsi que la bouffissure de la face. Le sommeil est paisible ; il n'y a plus d'oppression. L'analyse des urines du 4 donne : Chlorures, 5 gr. 25 ; — urée, 12 gr. 35 ; albumine, néant. — A partir du 5, on a ajouté au régime 100 gr. de pommes de terre et 80 gr. de confitures.

	Urines	Poids	Tension
31 janvier...	2.100	62 kg 100	12
1er février...	2.100	61.	
2 —	2.400	59. 800	
3 —	3.000	59. 350	
4 —	2.100	57. 450	
5 —	2.600	57. 300	9.5
6 —	2.000	58. 600	

A partir du 6, le malade est mis à la diète lactée absolue ; 5 litres de lait. Son état se maintient très bon ; mais il se plaint que le lait l'affaiblit et n'apaise pas sa faim. Une analyse d'urines, faite le 10, donne : chlorures, 5 gr. 50 ; urée, 19,50 ; Albumine, 0,35

	Urines	Poids	Tension
7 février...	2.000	58 kg 500	
8 —	2.500	59.	
9 —	2.000	58. 600	
10 —	1.500	58. 200	
11 —	1.800	58. 700	
12 —	2.100	58. 300	10

Le 12, on établit un régime achloruré, composé comme la première fois, sauf qu'on remplace 200 gr. de pommes de terre par 200 gr. de pain déchloruré. A partir de ce moment, le poids du malade va en augmentant régulièrement jusqu'au 8 mars, où il atteint 61 kg. 600, c'est-à-dire 2 kg. 500 de plus que le poids primitif.

Malgré cela, il n'y a aucun trouble fonctionnel, aucune trace d'œdème, le taux de l'albuminurie se maintient peu élevé. Aux poumons, l'obscurité respiratoire a disparu, mais l'expiration est très prolongée. Au cœur, les bruits sont sourds, le galop a disparu. Les digestions sont bonnes. — A noter un incident intéressant : du 1er au 3 mars, on avait permis 2 gr. de sel condimentaire par jour. Le 4, on constate un peu d'œdème de la jambe droite ; on supprime aussitôt le sel ; le 6, l'œdème avait disparu.

Depuis le 8 mars, le poids reste à peu près fixe entre 61 kg. 500 et 62 kg. L'état du malade est très bon. Il quitte l'hôpital à la fin du mois.

En somme, il s'agit d'une néphrite chronique avec urémie dyspnéique à forme d'accès d'asthme, complication favorisée par un emphysème pulmonaire considérable. Ces accès nécessitent deux saignées à trois semaines d'intervalle. Devant la persistance de l'oppression et l'augmentation de l'œdème des jambes, on essaye le régime carné achloruré, qui amène une sédation immédiate de la dyspnée, avec disparition de l'œdème et chute de poids de 4 kg. en six jours ; l'albuminurie elle-même disparaît momentanément. Après cette période de régime achloruré, la diète lactée maintient l'amélioration obtenue, mais ne satisfait pas le goût du malade. Le régime achloruré est de nouveau institué ; nous assistons alors à une augmentation progressive du poids du sujet, sans qu'on puisse la mettre sur le compte d'une hydratation apparente (pas trace d'œdème) ou latente (aucun trouble fonctionnel, bon état général). Le sujet a donc réellement « engraissé. »

OBSERVATION X

(Personnelle — due en partie à M. Lambert, int. des Hôp.)

S.., 51 ans, journalière, entre le 14 février 1910 dans le service de M. Leclerc, pour albuminurie et œdème des jambes. — Rien dans les antécédents héréditaires. — Elle-même dit avoir eu la fièvre typhoïde à 1 an 1/2 (?) ; la rougeole à 21 ans. Mariée, a eu deux filles, mortes l'une à 1 mois, l'autre à 1 an de tuberculose. Ethylisme assez prononcé. A 35 ans, elle fut brûlée au cours d'un incendie; cette brûlure, très étendue, sur le flanc et le bras gauches, nécessita un traitement de 3 mois à l'Hôtel-Dieu. Cataracte il y a 3 ans.

Depuis une dizaine d'années, la malade s'apercevait que ses jambes enflaient le soir. Souvent elle avait des crampes très douloureuses. Depuis la même époque, elle se lève deux ou trois fois la nuit pour uriner; ses urines étaient claires et abondantes. — En Décembre 1909, à la suite d'un refroidissement, elle s'œdématia brusquement et fut prise d'une forte oppression. Elle se soigna d'abord chez elle; mais, voyant que son état ne s'améliorait pas, elle entre à l'hôpital.

A l'examen, malade très dyspnéique, en état d'anasarque généralisée. — Au cœur, pointe dans le 6e espace, à 2 travers de doigt en dehors du mamelon. Bruits forts et réguliers, galop, 1er bruit légèrement soufflant à la pointe. Pouls de tension faible, 96. Dilatation des jugulaires. — Aux poumons, gros râles disséminés. A la base gauche, râles d'œdème. A la base droite, matité, diminution des vibrations, léger souffle expiratoire. — Abdomen très œdématié; submatité dans les flancs; le foie ne paraît pas très gros. — Urines assez abondantes, plutôt pâles: gros disque d'albumine.

La malade est mise le 15 février au régime achloruré : Pommes de terre 300 gr.; viande 100 gr.; beurre 30 gr.; sucre 40 gr.; tisane et eau 1 l. 1/2; on donne le 15 2 milligr. de digitaline; cette dose n'est pas renouvelée. Au bout de 2 jours, le 17, il n'y a aucune amélioration; le poids a passé de 72 kg. 500 à 73 kg. La malade perdant ses urines, celles-ci n'ont pu être recueillies. La tension n'a pu être prise, en raison de l'œdème.

Devant ce résultat négatif, on remplace, le 17, le régime achloruré par la diète lactée : 3 litres de lait. Le résultat n'est pas meilleur; le 19, le poids a encore augmenté de 500 gr. : 74 kg. 500. La dyspnée est toujours forte.

A partir du 19, on ajoute à la diète lactée 1 gr. 50 de théobromine par jour. Mais ce régime ne convient pas à la malade, qui se plaint de la faim, et on est obligé d'user d'autorité pour le maintenir jusqu'au 24. A cette date, les œdèmes ont beaucoup diminué; toutefois ils sont encore très apparents. La dyspnée n'est que peu améliorée. L'épanchement pleural est stationnaire. La tension artérielle paraît s'être élevée. L'albuminurie est toujours considérable. Voici la marche du poids :

19 février.... 73 kg. 500		22 février.... 65 kg. 700
20 — .... 72 — 300		23 — .... 64 — 400
21 — .... 70 — 300		24 — .... 64 — 200

A partir du 24, on rétablit le régime achloruré composé comme la 1re fois. La théobromine est maintenue. Au bout de cinq jours, le 1er mars, on note : l'œdème a diminué et se localise aux jambes; la dyspnée est toujours assez vive; persistance de l'épanchement pleural. Au cœur, arythmie assez marquée; pouls 88; jugulaires toujours distendues. Marche du poids :

25 février.... 61 kg. 150		28 février.... 59 kg. »
26 — .... 59 — 700		1er mars.... 59 — 200
27 — .... 59 — 300		

Le 2 mars, la malade, toujours au régime achloruré, a pris sous nos yeux une crise d'œdème pulmonaire : dyspnée violente, avec cyanose des lèvres et expectoration séro-muqueuse assez abondante; pluie de râles fins au niveau de la partie moyenne du poumon droit, au-dessus de la limite de l'épanchement. Pouls très rapide, 136, mais bien frappé. Cet accès est accompagné de symptômes d'excitation motrice : contracture des pieds en équinisme, attitude tétanique des deux mains. La malade pousse des gémissements, s'agite sur son lit et insulte les assistants. En somme elle donne l'impression d'une crise d'œdème pulmonaire avec urémie nerveuse sur un terrain névropathique et alcoolique. Les ventouses scarifiées suffisent à calmer la crise dyspnéique (l'attitude tétanique des mains persiste pendant deux jours); on prescrit la diète lactée absolue.

La diète lactée est maintenue pendant cinq jours, du 2 au 7 mars. La théobromine est supprimée à partir du 4, la malade se plaignant de céphalée. L'œdème des jambes devient minime. La dyspnée s'atténue. Le poids n'a pu être pris le 2 et le 3 en raison de l'état de la malade.

4 mars...... 56 kg. 600	6 mars.... 57 kg. »
5 — ...... 56 — 900	7 — .... 57 — 500

À partir du 7, régime achloruré, dans lequel on remplace la viande par 2 œufs bien cuits. Le 9, elle prend un nouvel accès d'œdème aigu du poumon avec tétanie, qui dure 3 ou 4 heures, mais moins violent que le premier.

8 mars...... 57 kg. 300	9 mars...... 57 kg. 500

Étant donné cet accident, on rétablit la diète lactée absolue le 10 mars. Dès lors, l'état de la malade se maintient relativement bon; il n'y a plus le 11 mars que des traces d'œdème; le poids oscille entre 57 et 58 kg.; il persiste un peu de liquide dans la plèvre droite et il y a toujours un peu de faiblesse cardiaque. L'albuminurie n'a pas varié.

En résumé, dans ce cas de néphrite chronique avec anasarque, le régime lacté seul et le régime achloruré seul se sont montrés inefficaces. Puis la diète lactée avec théobromine fit rapidement effondrer les œdèmes. Le régime carné achloruré avec le même diurétique eut le même effet et le poids continua à s'abaisser ; mais au bout de 6 jours survint une crise d'œdème aigu du poumon avec urémie nerveuse. Une nouvelle période de diète lactée donne encore de bons résultats. Un second essai de régime achloruré, sans viande cette fois, ramène les mêmes accidents au bout de 3 jours. Enfin la diète lactée améliore l'état de la malade, sans cependant arriver à la mettre sur pied. Il importe de remarquer que dans ce cas la faiblesse cardiaque jouait un rôle assez important.

N. B. — La malade se refusa bientôt à suivre tout régime systématique. L'œdème s'étendit de nouveau et se généralisa peu à peu. Mort le 3 mai par œdème pulmonaire, sans symptôme d'excitation motrice.

Autopsie le 5. — Léger épanchement pleural bilatéral. A la coupe, les deux poumons laissent échapper en abondance un liquide spumeux. — Symphyse partielle du péricarde, sur trois travers de doigt au niveau de la face antérieure du cœur. Cet organe lui-même est très hypertrophié, sans lésion valvulaire. — *Foie muscade* — *Petits reins rouges contractés, granuleux, pseudo-lobulés* — Rien au pylore.

Essayons de dégager une interprétation d'ensemble de nos observations.

Au point de vue de l'œdème, la diète lactée donne

généralement de bons résultats. Les cas sont rares où elle est insuffisante (Obs. V). Le régime achloruré a une action encore plus puissante. Il existe des cas où le secours d'un diurétique est nécessaire à l'un ou l'autre régime (Obs. V, X).

L'un et l'autre n'ont qu'une action très inconstante sur l'albuminurie.

Ils ont tous deux une influence hypotensive réelle (Obs. III, VI, VII, VIII, IX) et à peu près égale.

En ce qui concerne les symptômes « urémiques », les résultats sont très variables. Dans certains cas, le régime achloruré vaut la diète lactée (Obs. I, VIII), ou lui est supérieur (Obs. VII, IX). D'autres fois, il lui est nettement inférieur (Obs. X), et semble même provoquer des accidents.

Le régime achloruré est beaucoup mieux accepté par les malades que la diète lactée.

Tout en permettant de parer dans une certaine mesure à l'insuffisance rénale, il peut, par sa composition rationnelle, améliorer la nutrition du sujet et augmenter son coefficient de corpulence (Obs. IX).

Une quantité modérée de viande peut entrer sans danger dans la composition de ce régime.

CHAPITRE III

Avantages, Inconvénients, Indications du régime lacté et du régime achloruré.

Le régime lacté. — *Ses avantages.* — Le lait est d'abord, théoriquement il est vrai, le type de l'aliment complet : milieu aqueux contenant à l'état, soit de dissolution, soit de suspension, des sels, un sucre, des albuminoïdes et des corps gras.

C'est un aliment léger, de digestion facile. Il renferme des diastases qui aident à sa propre digestion, de sorte qu'il y a intérêt, comme l'avait déjà vu Chrestien, à ne pas les détruire par l'ébullition. Aussi voit-on, dans les expériences de Pawlow que le lait est l'aliment sur lequel est déversée, toutes proportions gardées, la plus petite quantité de ferments stomacaux et pancréatiques. Ce fait peut d'ailleurs s'expliquer aussi par l'action inhibitrice de la graisse sur les glandes gastriques et de l'alcalinité du lait sur le pancréas. Quoiqu'il en soit, ces glandes sont ainsi maintenues à un niveau d'activité peu élevé, mais parfaitement adapté à la facile digestibilité des éléments constitutifs du lait. Cet aliment est de plus un excitateur chimique propre de la muqueuse digestive, c'est-à-dire que sans intervention psychique, introduit dans l'estomac d'un animal même à son insu, il provoque toujours un travail sécrétoire. Même pris sans appétit, il peut donc être très bien digéré. Enfin il a un rendement élevé, sa digestion est totale et son assimilation n'exige de l'organisme qu'un effort aussi faible que possible.

Le lait n'a aucune toxicité, d'abord parce qu'il n'entre pas de substance toxique dans sa composition, et ensuite parce qu'il donne lieu à un minimum de fermentations intestinales. De ce chef, les microbes qui sont les agents de ces fermentations ne sont pas favorisés dans leur développement. Winternitz a établi que la lactose est décomposée par les bacilles aérobies de l'intestin grêle en acides succinique et lactique, qui empêcheraient les anaérobies protéolytiques du gros intestin de putréfier soit la caséine du lait, soit l'albumine des protéides. De fait, les recherches de Gilbert et Dominici, de Roger et Garnier, ont montré que les bactéries étaient beaucoup moins nombreuses dans le tube digestif d'un individu soumis au régime lacté que dans celui d'un sujet qui se nourrit de viande. Le régime lacté peut donc être considéré comme relativement antitoxique et antiinfectieux.

Le lait est redevable à son eau, à sa lactose et à ses

sels de potasse d'une action diurétique très appréciable. Il joue ainsi le rôle d'un vrai médicament, le moins irritant qu'on puisse donner. On voit sous son influence la diurèse s'élever, et le taux de l'albuminurie diminuer dans certains cas. Il doit peut-être cette dernière propriété à sa richesse en chaux.

Enfin le lait est pauvre en chlorures : 1 gr. 30 à 1 gr. 60 par litre. En ce qui concerne le mal de Bright, c'est là sans doute son plus grand avantage.

Ses inconvénients. — C'est un aliment complet, avons-nous dit, en ce sens qu'il contient tous les principes alimentaires nécessaires. Malheureusement, ces principes ne s'y trouvent pas en proportions convenables. La ration d'entretien pour un homme de 65 kg. peut être évaluée à 2.500 cal. ; sous le rapport qualitatif, elle s'établit ainsi :

Albumine, 92 gr. — Graisse, 61 gr. — Hydr. de carb., 368 gr.

Or les 3 litres 1/2 de lait nécessaire pour fournir ces 2.500 cal. contiennent :

Albumine, 137 gr. — Graisse, 137 gr. — Hydr. de carb., 172 gr.

c'est-à-dire un excès marqué d'albumine, un excès considérable de graisse et un déficit non moins considérable en hydrates de carbone. On se rend compte par ces chiffres que l'alimentation lactée, « déjà insuffisante pour un sujet au repos, apparaît, en tant que ration de travail comme un véritable régime d'inanition. » (Achard et Paisseau).

La ration de 3 l. 1/2 de lait ne contient qu'un peu plus d'un centigr. de fer, pas même le tiers de la ration normale. Cette pauvreté en fer est en partie responsable de l' « anémie lactée » qu'on observe souvent chez les malades soumis depuis longtemps à ce régime. On voit ces sujets tomber dans un état de langueur, de paresse, puis de débilité intellectuelle ; les forces déclinent, la peau pâlit, les muqueuses se décolorent. Cette déchéance générale peut s'accompagner d'un amaigrissement notable et même favoriser l'éclosion des maladies infectieuses qui guettent les organismes affaiblis.

Ces considérations prennent leur valeur maxima lorsqu'il s'agit d'enfants ou d'adolescents. C'est alors qu'il convient de se rappeler avec Von Noorden qu'il ne faut pas, se préoccupant uniquement du rein, négliger les intérêts généraux de l'économie. Plus encore que l'adulte, l'adolescent exige une alimentation substantielle, qui lui permette de satisfaire aux besoins d'un organisme en voie de développement. Le régime lacté exclusif n'est donc ici qu'un pis-aller et on ne l'imposera que le moins longtemps possible.

La ration normale d'eau étant de 2.600 gr., cette ration se trouve notablement dépassée par les 3 l. 1/2 de lait (3 l. d'eau) ; de plus, on est souvent obligé de couper le lait d'eau de Vichy ou d'eau de chaux pour le faire supporter. La quantité de liquide ingérée arrive ainsi à être très supérieure au chiffre normal. De là, hypertension artérielle, fatigue du cœur, surmenage du rein, facile hydratation des tissus s'il y a rétention chlorurée. Von Noorden a montré combien était nuisible cette surcharge de liquide. Huchard et

Fiessinger ont appelé l'attention sur la nécessité de surveiller la quantité des boissons chez les malades œdématiés, et même de la « réduire » à 1.300 ou 1.500 c. c., ce qui est évidemment impraticable avec la diète lactée.

Nous avons vu que le lait est un aliment de digestion facile. Mais, là encore, il faut faire des réserves. Le lait a les défauts de ses qualités : lorsqu'il est bien digéré, il constipe, en raison même de l'absence de résidus. Mais un désagrément bien plus sérieux, c'est la fréquente intolérance dont il est l'objet : certains malades en ont un dégoût insurmontable ; d'autres, tout en le prenant sans trop de répugnance, le digèrent mal ; ils ont la langue saburrale, l'haleine mauvaise, de l'inappétence, des éructations et des flatulences ; en même temps, une diarrhée graisseuse, avec grumeaux dans les selles, s'installe à demeure. D'autres fois, cette « dyspepsie lactée » procède par indigestions répétées. De toute façon, l'état général s'en ressent ; des éruptions urticariennes peuvent traduire l'intoxication causée par les fermentations putrides qui sont la conséquence de ces troubles digestifs.

Il ressort de tous ces faits que la diète lactée, précieuse dans les périodes de crise, ne saurait être qu'un régime d'exception, dont la durée devra toujours être bornée au strict nécessaire. « L'alimentation logique et *bien* équilibrée par le lait seul est impossible à atteindre. » (A. Gautier).

Le régime achloruré. — *Ses avantages.* — Ils

peuvent se résumer en un seul : souplesse et plasti-
cité. On peut choisir ses éléments et en varier les
proportions à volonté. Ce dosage rationnel permet à
la fois d'éviter l'inanition et de répondre à certaines
indications diététiques. Il devient possible, tout en
restreignant l'ingestion de sel (1 gr. 50 par jour environ), d'offrir aux malades une nourriture conforme
à leur goût et dont l'hydratation peut être réglée
avec la plus grande facilité. De cette aptitude à se
prêter à la réduction des liquides résulte sans doute
ce fait que d'une façon générale et d'après les constatations d'Ambard, de Mouisset (communic. orale),
le régime achloruré est celui qui agit le plus heureusement sur l'hypertension artérielle.

A part certains aliments irritants pour le rein ou
chargés en NaCl (conserves, charcuterie, coquillages,
poisson de mer, gibier, fromages faits, choucroute,
etc...), — toutes les ressources alimentaires habi-
tuelles peuvent entrer dans la composition d'un
régime achloruré. Toutefois, il ne faudra faire appel
que modérément à certaines d'entre elles, à la viande
en particulier, dont l'emploi chez le brightique n'est
pas, nous l'avons vu, sans avoir des adversaires
résolus. Les principaux griefs qu'on lui adresse sont
les suivants : si les albumines animales sont celles
dont l'assimilation est la plus complète et la plus
facile, ce sont aussi celles qui subissent le plus facilement les processus de putréfaction tant exogène
qu'endogène, d'où la possibilité d'intoxications et
d'infections gastro-intestinales. Les substances
extractives de la viande (créatine, créatinine, xan-

thine, etc...) sont de véritables produits excrémen-
titiels destinés à être éliminés par l'animal, et A.
Gautier a montré qu'elles étaient toxiques à très
faible dose. D'autre part, il résulte des travaux de
Salkowski, Jaffé, Müller, Ortweiler, Bachman, Mester,
Combe, etc., que l'élimination des sulfo-éthers, de
l'indol et du scatol augmente énormément sous l'influence de l'introduction de viande dans un régime
type d'épreuve ; or, ces corps aromatiques peuvent
servir d'index et de mesure des toxines formées. Les
recherches bactériologiques de Tissier, Escherich,
Garnier et Simon, Ignatowski, ont vérifié ces
données. Rappelons enfin les expériences de Pawlow,
Nencki, Von Massen, montrant qu'après abouche-
ment dans la veine cave de la veine porte d'un chien,
l'animal vit si on le nourrit de lait et meurt si on le
nourrit de viande.

Toutes ces objections légitiment une certaine par-
cimonie dans l'usage de la viande chez le brightique,
mais ne suffisent pas à le faire rejeter. Les constatations cliniques montrent qu'une quantité de 100 à
200 gr. par jour de viande fraiche n'offre généralement aucun inconvénient.

Si cependant on redoute des accidents, on pourra
prescrire un régime ovo-végétarien, ou même le
régime glyco-amylacé composé de pain, pommes de
terre, riz, pâtes, beurre, sucre, qui réalise la diète
d'azote : son absence de toxicité, ses propriétés
diurétiques le feront préférer souvent, disent Achard
et Paisseau, à la variété carnée du régime achloruré.

Ses inconvénients. — On a accusé le régime

achloruré de risquer des accidents dus à une déchloruration trop profonde de l'organisme. On cite souvent les observations de Wundt, Klein et Verson,
d'après lesquelles l'albuminurie pourrait être occa-
sionnée par une alimentation pauvre en sel. Mais ces
expériences, reprises par d'autres auteurs (Essaulow,
Kaupp, Stokwis) ont donné des résultats négatifs.
— On rappelle aussi l'opinion de Charrin, Héricourt
et Richet sur les dangers de la déminéralisation en
général, qui pourrait diminuer la résistance de l'organisme à l'infection. Mais une théorie ne saurait
prévaloir contre les faits ; l'observation clinique
ne montre pas que la déminéralisation chlorurée
puisse avoir cette conséquence ; on ne compte plus
à l'heure actuelle les malades qui ont suivi pendant
de longues périodes un régime strictement achloruré
sans en ressentir aucun inconvénient. On allègue
enfin l'aphorisme de Méhu : « l'absence de NaCl
(dans les urines) est ordinairement l'indice d'une
mort prochaine », sans voir que c'est là une arme
à deux tranchants.

Tous ces griefs sont illusoires. Il semble d'ailleurs,
suivant les physiologistes, qu'il ne soit pas indis-
pensable d'augmenter par artifice la quantité de sel
naturellement contenue dans les aliments. Il se
pourrait fort bien que le besoin de sel fût non pas
naturel, mais factice, et que le supplément habituel
ne fût recherché par l'homme qu'au même titre que
le tabac et l'alcool par certains sujets. D'après Richet,
Bunge, Laufer, une quantité de 2 gr. à 2 gr. 50 de
sel par jour suffit, pour une alimentation moyenne, à

combler le déficit créé par l'élimination et à assurer l'équilibre osmotique des humeurs.

Un reproche mieux fondé a été fait au régime achloruré, celui d'amener une diminution dans la sécrétion gastrique d'HCl libre, et de provoquer ainsi de l'hypopepsie se manifestant par de l'inappétence, du ballonnement et souvent de la diarrhée. Il est certain qu'une alimentation pauvre en chlorures fait immédiatement diminuer l'HCl libre dans le suc gastrique, à tel point que P. C. Romkes a proposé récemment de traiter l'hyperchlorhydrie par la déchloruration. Mais la cure de déchloruration n'exige généralement pas une restriction du sel assez absolue et prolongée pour ne pas se concilier avec les nécessités physiologiques. Et lorsqu'après déshydratation du malade on aura constaté que son poids reste stationnaire depuis plusieurs jours, il sera bon de permettre l'essai d'une dose quotidienne de 2 á 3 gr. de sel condimentaire. Plus tard, on pourra augmenter peu à peu cette dose jusqu'à 8 et 10 gr., « en tâtant prudemment la perméabilité rénale du sujet. » (Widal).

On a enfin prétendu que l'insipidité du régime achloruré le rend insupportable aux malades. Il est exact qu'il est d'une fadeur peu encourageante, mais l'accoutumance se fait très vite et les malades l'acceptent généralement sans récrimination ; en tout cas ils le préfèrent toujours de beaucoup à la diète lactée. Du reste, en clientèle privée tout au moins, il est facile de combiner des menus déchlorurés très présentables. On préviendra les abus de condiments tels que vinaigre, poivre, moutarde, qui ont une action congestionnante sur le foie des brightiques et sur leur muqueuse gastrique et duodénale déjà altérée. Huchard et Fiessinger rapportent l'observation d'un nephro-scléreux, depuis 3 mois au régime déchloruré qu'il relevait d'une forte dose de vinaigre ; cet homme présenta des hématémèses abondantes et prolongées avec rejet d'un liquide hyperacide, qui amenèrent la mort au bout d'une huitaine. Il est possible que l'abus du vinaigre ait joué un rôle dans l'éclosion de ces accidents.

De toutes les objections que nous venons de passer en revue, aucune n'est décisive. Elles ne font que montrer la nécessité de certaines précautions dans l'emploi du régime achloruré.

Indications respectives des régimes lacté et achloruré dans le mal de Bright. — Il résulte de notre étude que ces régimes ont tous deux des qualités particulières dont on peut s'autoriser pour en prescrire l'usage aux brightiques.

Ce serait se priver d'une grande ressource thérapeutique que de bannir le régime lacté de la diététique du mal de Bright. Il donne presque toujours d'excellents résultats, tant au point de vue de l'œdème qu'à celui des symptômes urémiques. Il ne nous a jamais paru « nuisible ». Et nous croyons qu'en présence d'un brightique en poussée œdémateuse avec ou sans menace d'urémie, il sera toujours bon de commencer par lui: *a fortiori* s'il s'agit d'accidents sans hydratation apparente. Mais dans certains cas il ne donnera pas entière satisfaction ; le lait échoue parfois devant un œdème qui disparaîtra par le régime achloruré ; il peut en être de même pour certaines formes d'urémie.

Aussi bien, le régime lacté absolu n'est le plus souvent qu'un traitement d'urgence. Et au bout de quelques jours, soit qu'il y ait une amélioration, soit que l'état reste stationnaire, il y aura tout bénéfice à essayer le régime achloruré. En cas d'idiosyncrasie pour le lait, il ne faudra pas hésiter à y renoncer d'emblée.

Si l'on a affaire à un brightique en période de compensation, la diète lactée intégrale devra être délibérément rejetée comme alimentation habituelle. Mais on pourra la conseiller par courts intermèdes de 2 ou 3 jours.

Le régime achloruré trouve sa meilleure indication dans la poussée aiguë de néphrite chronique avec anasarque. Il sera prescrit avec avantage après quelques jours de diète lactée. On déterminera sa composition avec soin ; il sera prudent de n'y pas introduire d'emblée la viande, mais de s'en tenir d'abord aux aliments glyco-amylacés, auxquels on pourra joindre les œufs bien cuits. Plus tard, si toute menace d'urémie a disparu, on permettra 100 à 200 gr. de viande très fraîche.

Mais même s'il n'y a pas d'œdème apparent, même si la tendance urémigène paraît l'emporter sur la tendance hydropigène, il sera très utile d'essayer le régime achloruré (variété sans viande) après une période (une semaine par exemple) de diète lactée. Car il est certain que nombre de symptômes mis sur le compte de l'urémie sont améliorés par ce régime au moins aussi bien que par le lait.

Dans les périodes de compensation du mal de Bright, la diététique pauvre en chlorures trouvera encore son indication. Mais il ne saurait être question ici d'une déchloruration stricte. Il suffira d'un régime hypochloruré (3 à 4 gr. de sel condimentaire), composé surtout de végétaux. Une quantité modérée de viande pourra être permise sous bénéfice d'inventaire.

On trouvera sans doute que ces indications manquent de netteté. C'est que nous avons étudié la question sans parti pris en faveur de l'un ou l'autre régime. C'est surtout que nous n'avons pas voulu utiliser les cloisons étanches qui, dans la plupart des traités, découpent le mal de Bright en compartiments isolés. Des divisions aussi tranchées sont beaucoup trop schématiques et on cherche en vain leur justification. Le luxe d'épithètes accolées au mot *néphrite* (parenchymateuse, subaiguë, hydropigène, d'une part; — interstitielle, chronique vraie, atrophique lente, urémigène d'autre part) — dissimule mal l'absence du critérium qui permettrait une telle séparation. Certes, il est facile de dire : dans la néphrite parenchymateuse, il faut prescrire tel régime, dans la néphrite interstitielle, tel autre. Mais en pratique, où s'arrête l'une et où commence l'autre ? En présence d'un malade déterminé, dans quelle catégorie faut-il le faire rentrer ? Question impossible à trancher dans l'immense majorité des cas. Il faut donc en revenir à la vieille formule : « Il n'y a pas de maladies, il n'y a que des malades ». C'est d'ailleurs l'avis d'A. Robin : « Chaque albuminurique, dit-il, présente une personnalité morbide qui ne permet pas de lui imposer par avance tel ou tel régime, quelle que soit la valeur dont il jouisse ». Aussi pensons-nous avec Le Gendre et Martinet que la conduite la plus sage sera « l'empirisme pur et simple, l'essai successif sans idée préconçue, des divers régimes ».

CONCLUSIONS

I. — Le régime lacté absolu donne généralement de bons résultats dans le traitement des accidents du mal de Bright. S'il n'est pas maintenu trop longtemps, il ne semble pas qu'il puisse être nuisible.

II. — Le régime achloruré donne, lui aussi, des résultats favorables. Si l'on a soin de prendre certaines précautions, il n'est nullement dangereux.

III. — Le régime lacté absolu est indiqué chez tout brightique en poussée aiguë, en instance d'urémie, avec ou sans œdème (en cas de grande urémie, diète hydrique). Mais il n'est qu'un régime d'exception transitoire, qu'il ne faut pas prolonger au-delà du strict nécessaire.

IV. — Le régime achloruré est surtout indiqué en cas de poussée œdémateuse au cours du mal de Bright. Mais, même en l'absence d'œdème, il est bon de l'essayer après la diète lactée. La viande n'entrera dans sa composition qu'après une période végétarienne.

V. — Il convient d'individualiser la diététique du mal de Bright. Chaque malade réclame un régime qui lui soit personnel. Donc, pour un cas donné, essayer successivement chaque régime ; l'expérience clinique montrera celui qui est le mieux adapté aux conditions du sujet et aux diverses phases de sa maladie.

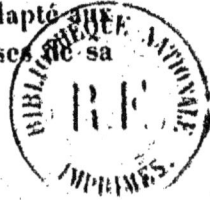

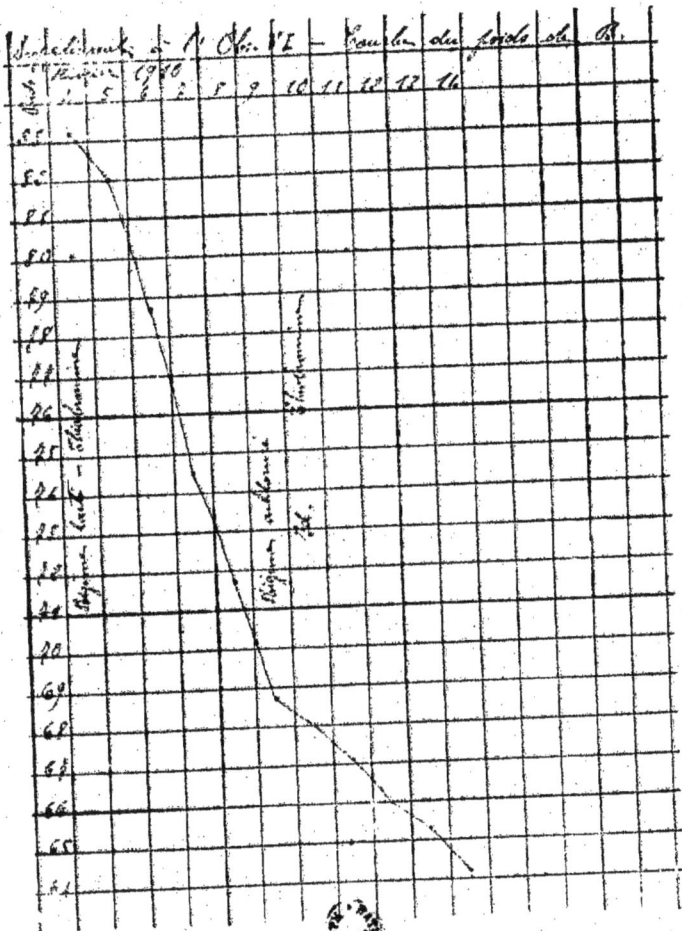

SUPPLÉMENT A L'OBSERVATION VI

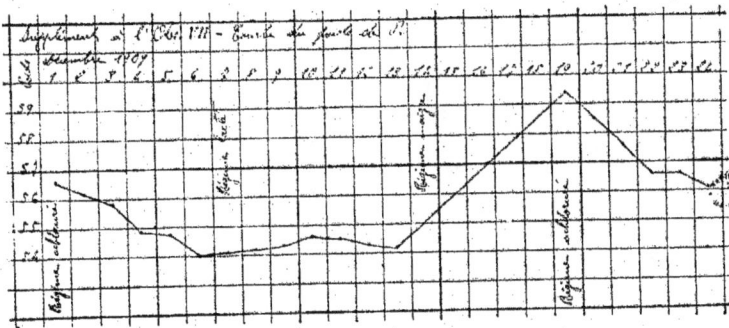

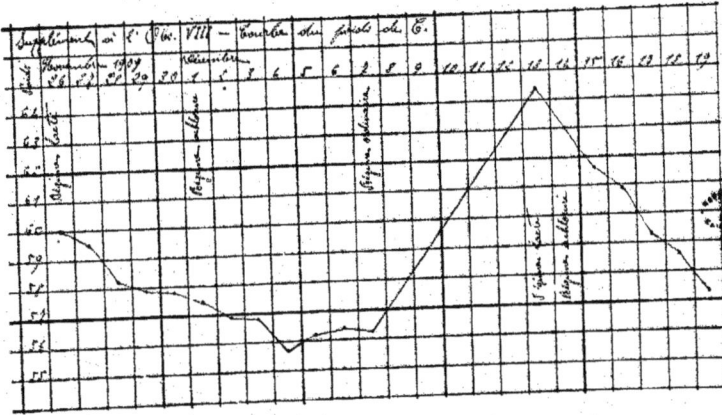

SUPPLÉMENT A L'OBSERVATION VIII

SUPPLÉMENT A L'OBSERVATION IX

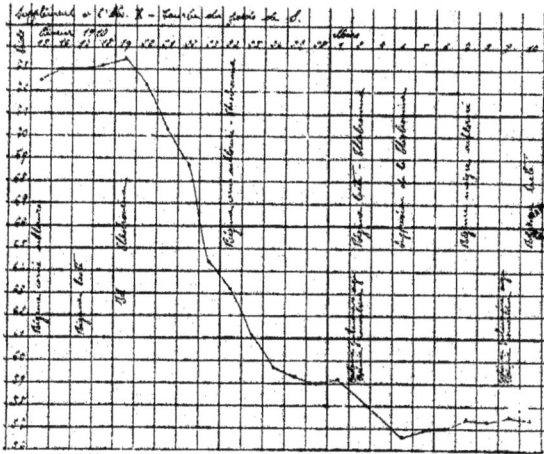

SUPPLÉMENT A L'OBSERVATION X

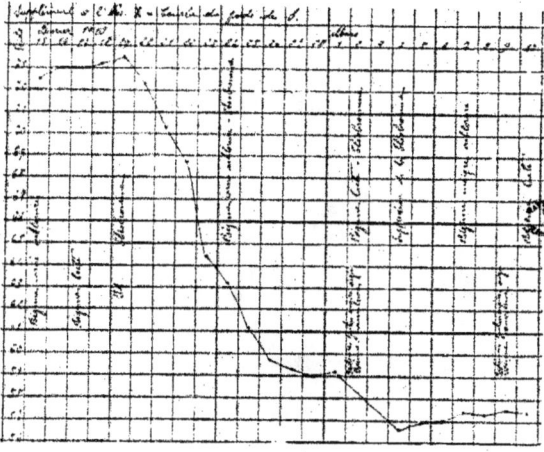

SUPPLÉMENT A L'OBSERVATION X

BIBLIOGRAPHIE

ACHARD. — Rôle des chlorures dans les hydropisies (Bull. et Mém. Soc. méd. Hôp. Paris, 1903).

ACHARD et PAISSEAU. — 1. — Action comparative du régime carné et du régime amylacé sur la rétention des chlorures et de l'urée (Bull. et Mém. Soc. méd. Hôp. Paris, 1904).

2. — Thérap. méd. des mal. des reins (In Thérap. urinaire de la Bibl. Gilbert et Carnot, 1910).

ALFARO. — Les nouvelles idées sur la pathogénie des œdèmes dans les néphrites et sur leur traitement et leur diététique (Revista de la Soc. méd. Argentina, XII, 737-779).

AMBARD. — Les rétentions chlorurées dans les néphrites interstitielles. (Thèse de Paris, 1904-05).

AMBARD et BEAUJARD. — La rétention chlorurée sèche (Sem. méd., 1905, 433).

AMBLARD. — Variations quotidiennes des tensions artérielle et artério-capillaire chez les artérioscléreux hypertendus en cours de traitement. (Thèse de Paris, 1906-07).

ARISKIN. — [Influence of dechlorinated diet upon the course of nephritis] (Izviest. imp. Voyenno. Med. Akad. 1905, XI, 108-130).

BECO. — Les Régimes déchlorurés (Congrès de Méd. de Liège, 1905).

BERGOUIGNAN et FIESSINGER. — Rétention chlorurée dans la néphrite interstitielle avec œdème ou sans œdème. Ses rapports avec la tension artérielle et la cachexie artérielle. (Bull. et Mém. de la Soc. méd. des Hôp. de Paris, 1906, 425).

BIANCAROL. — Di alcuno esperienze nella cura declorurante nelle nefriti e nelle albuminurie nel campo ostetrico (Ann. di Ostet. Milano, 1905, II, 641).

BITTORF et JOCHMANN. — Contribution à l'étude des échanges organiques du NaCl (Deutsch. Arch. f. klin. Méd., 1907, LXXXIX, 5).

BOURGET. — A propos des régimes déchlorurés (Rev. méd. de la Suisse rom., 1906, 249).

BROGSITTER. — Kochsalzstoffwechsel und die kochsalzarme... Berlin, 1906, in-8.

CALABRESE. — Nouveaux aperçus sur la pathologie et le traitement des néphrites (Soc. ital. de Méd. int. Milan, 4-8 oct. 1909. (C. R. Sem. Méd., 1909, 183).

CANTINEAU. — Le mal de Bright et le régime déchloruré (Journ. méd. de Brux., 1907, XII, 69).

CAPPEZCOLI. — L'importanza dei cloruri nelle nefriti (Riv. crit. di Clin. med. Firenze, 1905, VI, 527).

CASTAIGNE. 1. — Les régimes systématiques dans les néphrites (Journ. des Praticiens, 1909, 705).

2. — Traitement des néphrites et de l'urémie (Manuel des Mal. des reins, de Debove, Achard et Castaigne, 1909).

CECONI. — Del significato del cloruro sodico nella patologia della nefrite (Riv. crit. di Clin. med. Firenze, 1906, VII, 661).

CHAUFFARD et LÆDERICH. — Maladies des reins (Nouveau Traité de Méd. et de Thérap., de Gilbert et Thoinot).

CHRESTIEN. — De l'utilité du lait administré comme remède et comme aliment dans le traitement de l'hydropisie ascite, 1832.

CIOFFI. — Le nefriti da cloruro di sodio (Giorn. intern. d. Sc. Méd. Napoli, 1905, n. s. XXVII, 673).

CLAUS, PLAUT et REACH. — Studien zur Pathologie und Therapie der Nephritis (*Méd. Klin.*, 1905, n° 26).

COMBE. — Régimes déchlorurés dans la néphrite (*Rev. Méd. de la Suisse rom.*, 1904, 787).

CORDIER. — Cure de déchloruration dans l'anasarque. Thèse de Lyon, 1904-05.

J. COURMONT. — Dangers du NaCl administré aux malades en puissance d'anasarque (*Lyon Méd.*, 1903, II, 31).

CRAMER. — Kochsalzentziehung beim Schwangerschaftshydrops (*Münch. med. Wochensch.*, 1907, 2030).

CROFTON. — Some newer conceptions of the nature and the management of Bright's disease.
1. — Illinois M. J., Springfield, 1904, VI, 651.
2. — Lancet-Clinic, Cincin, 1905, n. s., IV, 29.
3. — Cleveland M. J., 1906, V, 425.

DUCHET-SUCHAUX. — Indications du régime au cours des néphrites.
1. — Thèse de Paris, 1907-08.
2. — *Journ. de Méd. de Paris*, 1908, 385.
3. — *Rec. prat. d'obst. et de gynéc.*, 1908, 363.

Dr PAQUIER. — Hypotensive medication and dechloridation (*N. Orl. M. et S. G.*, 1904-05, LVII, 570).

FERRANNINI. — Über die Wirkungen subk. kochsalzinfusionen bei Nephritis... (*Centralbl. f. innere Med.*, 1905, I).

FEYFANT. — Le NaCl et la cure de déchloruration. (Thèse de Bordeaux, 1904-05).

GADAUD. — 1. — La cure de déchloruration. (Thèse de Paris, 1903-04).
2. — Chlorurémie et cure de déchloruration (*Gaz. des Hôp.*, 1904, 1353).

GAECKLER. — Sur la cure de déchloruration (*Bull. gén. de Thérap.*, 1904, 207).

A. GAUTIER. — L'Alimentation et les Régimes, 1904.

GLUZINSKI. — Contribution à l'étude de l'élimination des chlorures par les urines au cours d'affections rénales (*Wien. klin. Wochensch.*, 1908).

GOUGET. — Le régime alimentaire dans les néphrites (*Gaz. des Hôp.*, 1907, 1583).

GRÖNER. — L'influence du NaCl sur les hydropisies des enfants (*Soc. de Méd. int. de Vienne*, 1906. C. R. dans *Sem. Méd.*, 1906, 93).

HALPERN. — Zur Frage des Verhaltens der Chloride im Körper (*Festschr. f. Salkowski, 1904*)

HUCHARD. — Consultations médicales, 1905.

HUCHARD et FIESSINGER. — Clinique thérapeutique du praticien, 1908.

JAVAL. — 1. — Indications de la cure de déchloruration (*Presse Méd.*, 1904, 497).

2. — Effets physiologiques et thérapeutiques de la déchloruration (Congrès pour l'avancement des sciences, 1905, C. R. *Presse Méd.*, 1905, 509).

KAUFMANN. — Chlorretention, Oedembildung und Dechloruration bei der Nephritis (*Centralbl. f. d. Phys. und. Path. d. Stoffwechs.* Berlin und Wienn, 1906, n. F., I, 497).

KÖSTER. — Le régime diététique dans les néphrites (*Nord. Méd. Arkic.*, partie méd., XXXVI, 4. — C. R. *Sem. Méd.*, 1904, 175).

M. LABBÉ. — Les Régimes alimentaires, 1910.

LE GENDRE et MARTINET. — Les Régimes usuels, 1910.

MAGNUS-LÉVY. — Les échanges minéraux en pathologie clinique (XXVIe Congrès allemand de Méd. int., 1909. C. R. *Sem. Méd.*, 1909, 181).

MARAGLIANO. — Rapport à la Soc. ital. de Méd. int. (Voir Calabrese).

MARTINET. — 1. — La déchloruration dans le traitement du mal de Bright. (*Presse Méd.*, 1907, 808).

2. — Les aliments usuels, 1907.

Mc LESTER. — Recent wiews regarding the treatment of nephritis (*Am. méd. Phila.*, 1905, X, 405).

MOHR. — 1. — Uber das Ausscheidungsvermögen der kranken Niere (*Zeitschr. f. kl. Méd.*, 1904).

2. — Discussion au Congrès all. de Méd. int. (voir Magnus-Lévy).

MUSELIER. — Traitement des Néphrites (Bull. gén. de Thérap., 1903, 131).

VON NOORDEN. — Die Krankheiten der Nieren (Von Noordens Handb. d. Path. d. Stoffw. Berlin, 1906).

PIERRA. — Note sur la valeur comparative du régime lacté et du régime déchloruré dans l'albuminurie gravidique. (Soc. obst. de France, XIIe session, 1904).

PRIEUR. — L'influence du régime chloruré et achloruré sur l'hydratation, la déshydratation et l'albumine chez les brightiques. (Thèse de Paris, 1903-04).

RÉNON. — L'hypertension par rétention chlorurée et la cachexie cardio-rénale (Bull. et Mém. Soc. méd. Hôp. Paris, 1906, 454).

RINALDI. — La dieta clorurata ed ipoclorurata nei nefritici (Gazz. intern. di Méd., Napoli, 1905, VIII, 252).

ROMKES. — De la diététique pauvre en chlorures dans le traitement des affections gastriques (Nederl. Tijdschr. voor Geneesk., 25 sept. 1909. — C. R. Sem. Méd., 1910, 68).

RUMPF. — Uber chemische Befunde bei Nephritis (Münch. méd. Wochensch., 1905, 393).

SCHOTT. — Discussion au Congrès all. de Méd. int. (Voir Magnus-Lévy).

SHATTUCK. — The dietetic Treatment of nephritis (J. Am. M. Ass., Chicago, 1906, 1).

SILVESTRI. — L'abuso di cloruro di sodio come causa di nefrite (Boll. della Soc. méd. chir. di Modena, XXX, 7).

STRAUSS. — 1. — Weitere Beiträge zur Frage der Kochsalzentziehung bei Nephritikern (Therap. der Gegenwart, 1904, XIV, 541).

2. — Discussion au XXIVe Congrès all. de Méd. (C. R. Presse Méd., 1907, 277).

3. — An chloride deprivation in the treatment of Brigt's disease (Folia thérap. Lond., 1907, 122).

4. — Discussion au Congrès all. de Méd. (Voir Magnus-Lévy).

TAILLENS. — Les régimes déchlorurés dans la néphrite (*Rev. méd. de la Suisse rom.*, 1905, 61).

TISCHLER. — Über die praktische Ausführung der Kochsalzarmen Ernährung (*Therap. Monatsh.*, 1906, 183).

VALIN. — Régime alimentaire des brightiques (*Union méd. du Canada*, Montréal, 1909, 78).

WIDAL. — 1. — La cure de déchloruration dans le mal de Bright (*Arch. gén. de Méd.*, 1904, I, 1293).

2. — Les régimes déchlorurés. Rapport au Congrès de Liège, 1905, (C. R. *Sem. Méd.*, 1905, 469).

3. — La réduction des liquides dans le mal de Bright. Communication à l'Acad. de Méd. (C. R. *Presse Méd.*, 1908, 449).

4. — La cure de déchloruration dans le mal de Bright. Différenciation de la chlorurémie et de l'azotémie. (Rapport au Congrès all. de Méd. int. 1909, voir Magnus-Lévy).

WIDAL et JAVAL. — 1. — La cure de déchloruration. Son action sur l'œdème, sur l'hydratation et sur l'albuminurie à certaines périodes de la néphrite épithéliale (*Bull. et Mém. Soc. méd. Hôp. Paris*, 1903, 733).

2. — La cure de déchloruration (*Presse Méd.*, 1903, 469).

3. — Chlorurémie et cure de déchloruration dans le mal de Bright (*Journ. de Phys. et de Path. gén.*, 1903, V, 1107).

4. — La rétention de l'urée dans le mal de Bright, comparée à la rétention des chlorures (*Sem. Méd.*, 1905, 313).

5. — La cure de déchloruration, 1906 (Act. Méd.).

WIDAL et LEMIERRE. — Pathogénie de certains œdèmes brightiques. Action du NaCl ingéré (*Bull. et Mém. Soc. méd. Hôp. Paris*, 1903, 678).

ZAMBELLI. — Il cloruro di sodio negli edemi... (*Il Morgagni*, 1905, n°s 5 et 6).

TABLE DES MATIÈRES

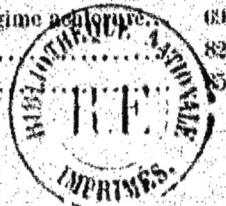

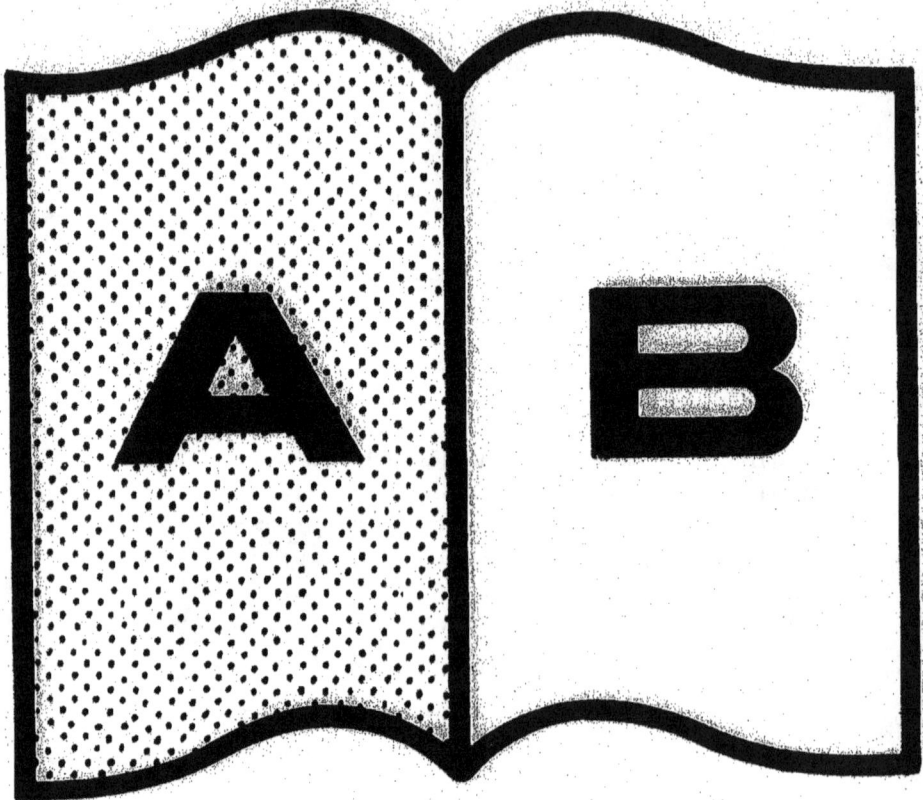

Contraste insuffisant

NF Z 43-120-14

www.ingramcontent.com/pod-product-compliance
Lightning Source LLC
Chambersburg PA
CBHW071520200326
41519CB00019B/6010